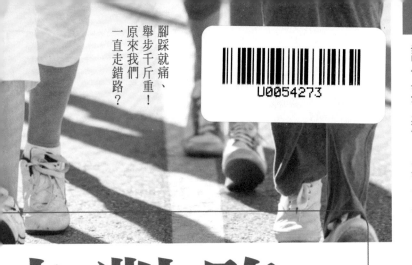

腳踩就痛、
舉步千斤重！
原來我們
一直走錯路？

舒緩關節炎、筋膜炎、腰痠腳痛，
讓你站更穩、走更久！

走對路少生病

羅明哲 ── 著

關節、筋膜大小毛病
無障礙

照護者的必備手冊
走對路不簡單！

跟著足部量測、輔具專家學習正確步態

走路能力影響照護成敗80%，
輕鬆學習防跌、正確使用輔具、改善行動障礙，
協助家中長者自立行走！

Contents

目錄

Contents

目錄

知足常樂
踏出健康的樂活之道

　　年少時奔走於公務及家事之間，馬不停蹄，可在老年摔倒之後，不僅受到生理的疼痛，更跌下了信心，甚至失去了外出的自由，在生活中突然喪失立足之地。這是衛福部「身心社會生活狀況調查」數據背後所潛伏的憂愁，65歲以上長者生活高達 20% 的跌倒盛行率，高齡者跌倒易造成骨折、骨裂或扭傷、脫臼等傷害，除了影響自身的人際互動之外，足部嚴重失能狀況可能伴隨著家人照護問題，或需要醫療機構及長照系統的支持。然而，很多人在足部受傷之前，從來不曾在意過雙足所承受之重。

　　千里之行，始於足下；當我們年紀漸長，每天還能行動自如，不論在家或在外，不需要別人的協助就能自立行走，往來四方，便是最大的福氣。有感於高齡福祉及老人生活尊嚴的重要性，國立中正大學位於全國高齡化最嚴重的嘉義，個人於近二年籌組本校高齡研究基地及高齡跨域創新研究中心，整合校內外產學研醫資源，秉持「活躍老化、在地實踐」核心精神，深入社區了解高齡者的生活需求，也因緣際會結識博司科技羅明哲董事長，我們密切合作推廣高齡者足部健康及自立行走的觀念，並開啟了我對足部健康議題的視野，原來足部健康能含有這般豐富的學問。

　　羅董事長曾告訴我，因自己深受大愛覺者的感召，志於協助大眾遠離病痛，重新擁有自立行動的快樂。他專精於材料科技與基礎醫學研究，更運用其專業來推動偏鄉高齡長者的健康促進，進而將自身累積十多年在足部健康促進及照護的豐富經驗，文字陳述及圖片展現於一本本書中，

讓更多人能夠簡易的執行保健步驟，希望民眾能夠準確評估自己足部的狀態，減緩病痛及改善行走。

　　本書以深入淺出的方式並搭配實際案例，介紹了許多新穎而實用的觀念，從預防跌倒、走路與穿鞋對健康與病痛的影響、足部運動預防失智及促進身心健康，衍伸至足部輔具的正確選用，全方位介紹足部健康相關知識，是一本可以自我掌握足部健康的絕佳好書，值得您細細閱讀。

　　欣聞羅董的新書付梓，將深奧的足部健康知識，用最貼近民眾的方式撰述，相信一定能帶給讀者極大助益，使你我都能一同受惠，雙足是行動的能量來源，期望各位能用心親近自己的雙足，一步一腳印踏向康健之道。謹以此文誠摯恭喜羅董的大作出版。

國立中正大學副校長、高齡研究基地召集人

高齡跨域創新研究中心主任

郝鳳鳴

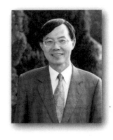

郝鳳鳴

台灣社會法、勞動法學者，法國巴黎第二大學法學博士，現任國立中正大學副校長、高齡跨域創新研究中心主任。曾擔任勞動部政務次長、勞動部代理部長。

看到能夠走路的幸福與需求

非常高興看到我以前的學生，之後的好友，明哲兄再度出書嘉惠專業人士及病友，得知明哲在繁忙的專業工作之餘，為了出這本書在耳順之年還經常熬夜撰稿，令人敬佩。

明哲原先是化學材料專業，15 年前進入國立陽明大學復健科技輔具研究所就讀碩士學位之後，就奉獻所學致力於復健輔具的研發，尤其是足部輔具的研究，憑藉其對材料的專精經驗，讓骨科及復健科無法治癒的病人得以免除疼痛恢復正常行走功能，也因此明哲看到能夠走路的幸福與需求。

人是動物，能夠運動是很重要的考量，能夠走路又是最基本的運動。走路不但是運動可以促進血液循環，更重要是促進組織間的活動，不會產生黏連或因為久坐久躺而產生的後遺症，也不會局部組織因為疼痛而造成不動衍生的組織萎縮。所以過去十幾年明哲接觸許多病友，幫助他們解決問題的同時，他也發現到如何有系統的教導病友恢復行走及如何針對病友給與正確的走路指導。過去國內外都有很多針對足部問題的研究報導，明哲不但吸收國內外訊息，更在做中學當中領悟與教學相長，非常難能可貴。

這本書是明哲十多年來的心得總結，也是他不忘初衷，希望將他在材料學的專業結合到復健輔具後，能夠有系統的傳承下去及照顧更多需要的病友。我們大部份的人天生就可以走路，但沒有正確的使用來自上帝的賜予，因此也

會產生許多的疾病。在這本書中明哲以過去的研究成果及案例分享的方式,教導大家如何正確的走路及使用適當的輔具,他的專業經驗分享,希望可以讓大家走出健康走出快樂。

前陽明大學研發長

鄭誠功

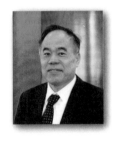

鄭誠功

鄭誠功教授在骨科生物力學及骨科植入物領域有近 35 年的研究經歷,在國際期刊上發表 SCI 論文 200 餘篇,生物力學以及骨科醫學等書籍章節共 10 部,獲得國內外專利總計 63 項,研發的產品也已獲得 2 項美國 FDA,1 項中國 FDA。曾獲頒美國生物醫學工程學會會士 (AIMBE Fellow, 2018)、美國愛我華大學工程學院傑出校友獎 (2016)、中華醫學會骨科分會海外傑出貢獻獎 (2016)、台灣行政院傑出科技貢獻獎 (2010)、中國工程師學會傑出工程教授獎 (2009)、新加坡大學傑出研究獎 (2009)、台灣行政院國科會 (現科技部) 傑出研究獎 (1999, 2003)、台灣省金毅獎 (1992) 等獎項。

運動就是良藥

高齡社會的來臨，如何協助銀髮長者維持良好身體功能，能夠獨立自主、自由行走和參與活動是很重要的議題。足部量測與輔具專家羅明哲董事長出版的《走對路少生病》，提供許多實用與寶貴的內容，希望高齡者依據這本書的說明和指引，可以健康行走，進而預防跌倒與失智，甚至找回健康與活力。

台灣 65 歲以上的高齡者約有 80 ～ 90% 至少罹患一種慢性疾病，而身體活動量的多寡或心肺功能的好壞皆與慢性疾病罹患率和整體死亡率皆有相關。研究顯示成年後心肺功能每 10 年約減少 10%，肌肉於 55 歲後，每 10 年也以 10% 的幅度流失，而心肺功能和肌肉適能（肌力和肌耐力）的好壞被認為是決定中老年人失能、生病和死亡的因素。這本書鼓勵高齡者多走路多運動，維持足部健康和良好的體適能，帶來「成功老化」、「健康老化」和「活躍老化」的信息。

本書以促進足部健康為主要目的，透過足部測量、鞋子選擇、步態訓練、肌力訓練、平衡訓練、有氧運動和下肢伸展等系列方式來進行，希望能夠逐漸增強高齡者的體適能和身體功能，包括改善肌力和肌耐力、平衡能力、柔軟度、心肺功能等能力，這是很積極的做法，也是高齡者健康促進最重要的策略，因為「用進廢退」的原理在高齡者身上最為明顯。適度鍛鍊，體適能就提升，缺乏運動，體適能就衰退。是體適能的原則，如沒有適度的訓練，體適能將會逐漸的衰退。

本書是作者分享他十五年來的足部照護心得，希望高齡者在日常生活中，參考書中的內容與說明，而能自我照顧和訓練，進而維持和增強足部的功能，不但能解決走路的問題，同時能夠預防跌倒，進而能夠增加身體活動量和養成規律運動習慣，而獲得更多的健康益處。運動就是良藥（Exercise is Medicine），高齡者能夠適度規律運動，不但是預防疾病和健康促進重要的策略，也是長期照護時代需要努力推動的方向。

　　作者非常積極熱忱的推動足部健康，希望一般民眾和長輩能站得更穩，走得更遠，也能為自己的健康負責，藉由正確走路而走向健康人生。 這是一本實用的書，也是促進足部健康的好書，我樂於推薦。

臺灣師範大學體育系名譽教授
方進隆

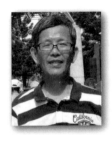

方進隆
現任：臺灣師大名譽教授
學歷：美國德州農工大學運動生理學博士
曾任：臺灣師大教授、學務長、運動休閒學院院
　　　長、體育學系主任。
　　　中華民國體育學會理事長

食衣住行，不行就是不行

　　身為骨科醫師，天天為患者們解決行走的問題，「千里之行，始於足下」。足部健康是一切行走的基石，然而足部的變形在台灣卻未被普遍的重視。背痛及膝痛的患者常常伴隨著足部骨架的不平衡。當我們將足部的變形矯正之後，全身的經絡，筋膜的張力得到平衡，身體自然遠離疼痛。所以客製化的矯正鞋墊加上肌肉筋膜的拉筋鍛煉，這就是「蔡凱宙自然骨科診所」的治療要訣。

　　羅明哲老師研究足部生物力學，生產專業輔具多年，嘉惠社會大眾。繼「足部密碼與健康」之後，再推出「走對路少生病」，其中有許多羅老師的運動處方，值得每個著重足部健康的大眾參考，運動處方可以緩解筋膜疼痛，而且沒有藥物副作用，台灣的老人家許多的問題，其實是藥物交互作用所造成的神經及肌肉損傷，讓許多患者肌肉痠痛，心臟無力，平衡失喪，最後跌倒骨折，失去行動力，而坐輪椅。所以在診所的患者們，不但要用運動處方增加肌力，更要積極斷糖改善新陳代謝，腰圍減少，脂肪肝改善，腹肌緊實之後，不論高血脂，高血糖，高血壓的藥物都可以逐步減量。患者的精神及體力都因為藥物的減少，而達到長足的進步，長期使用藥物，會破壞身體的恆定，唯有從飲食及運動著手，才能根治疾病。

　　事親至孝的羅明哲老師，也以自身照顧年邁雙親的寶貴經驗，規劃出台灣未來高齡化社會，照顧的解決方案，藉由足部評估，輔具處方，步態訓練，達到站更穩走更久健康的人生。羅老師結合他多年的人脈，成立足部健康學

苑，積極推廣足部健康學苑的理念，及實際的操作課程。而此書正是所有患者家屬及專業人士們很好的參考資料。並且在嘉義中正大學推廣正確走路的方法，讓更多的大學生投入老人的照顧。

　　未來的 20 年，台灣面臨老年化及少子化的雙重衝擊，藥物處方氾濫，運動處方缺乏，失能失智的預防，要靠每個人每天用走路來保養自己及陪伴家人。所謂「天行健，君子自強不息」，在食衣住行的生活要件之中，最寶貴的是行，因為行的能力讓人感到自由舒暢，不能行走，就如同患人失去自由，能夠天天行走的人最幸福，能夠幫助患者恢復行走能力的工作最快樂。願羅明哲老師的《走對路少生病》，幫助台灣每一個家庭遠離病痛，走向健康的人生。

骨科自然醫學名醫

蔡凱宙

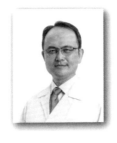

蔡凱宙

受訓於台大骨科行醫二十年，不僅使用手術幫助骨折患者重獲行動力，更使用非手術的方法預防跌倒，鍛煉肌力，近年來暢導北歐式健走杖，希望二十年內，台灣能夠有更多人使用健走杖端正脊椎，保持行動力，迎向一個健康老化的幸福台灣。

走路，
最有效的生活化運動處方！

舒緩足部疼痛→改善身體痠痛→足部健康管理

由 2002 年開始研究足部，一轉眼已經超過 15 年。由最早期的應用輔具改善足部疼痛問題，進化到由腳改善身體痠痛問題，並進一步用應用「足部密碼」分析健康風險；這些研究雖然看到了一些臨床的成果，但是，心中總覺得還缺乏一個服務的核心價值。

你要過被綑綁的人生嗎？

這些年，爸媽的年紀越來越大，本來負責照顧父母親的二姊因為癌症往生，加上 87 歲高齡的母親已經無體力照顧 90 歲無法走路的父親，只好將父親送去護理之家，在美國的大姊也不得不結束事業，回台灣陪伴家人；而我也就變得不太敢出國旅行，即使出差也不會安排太長的時間。

我常在思考，人老了，只能坐輪椅、找人推你去公園曬太陽？只能像父親一樣住在養老院？躺在床上、雙手被約束，過著被綑綁的人生？而負責照護的家人也出現高齡社會的「新三重苦」：「老老照顧」的苦、女性家人扛起照顧重擔、辭掉工作擔任 24 小時的特別看護。

這些事，都可能會發生在你的身上。為了照顧生病或失能的家人，每一位照顧者，都有一部自己的辛酸史。

生活化的自立走路

由於一年多前去參加長照的研討會，聽到一位照護者

分享她花了三個月的時間，讓一位坐輪椅的阿媽，進步到有辦法讓她用輔具自己走路，讓她的人生又回到彩色的自由生活。此故事讓我產生極大的衝擊，原來讓長輩有機會重新站起來走路，是件那麼有價值的工作。足部的核心價值在於讓腳痛的人可以不痛的出國旅遊、讓拿拐杖的人可以站更穩走更久、讓坐輪椅的人有機會先站起來再練習走。

用走路解決高齡社會問題

　　一年前去中正大學參加工研院舉辦的「高齡輔具友善設計生態系」研討會時，除了讓我有機會開始與中正大學的「高齡基地」團隊產生互動外，更重要是讓我了解了台灣面臨「超高齡社會」的嚴重性，也進一步思考「到底老人是資產還是負債？」，思考如何「讓被照護的人由負債變成資產」，思考如何提昇被照護的品質。加上後來在一次研討會中，聽到一位照護專家說，「走路能力影響照護成敗80%」，因為照護如果不能恢復個案走路的生活能力，再好的服務也都有遺憾。只要高齡者能夠自己走路，不只能改善自己的生活品質，也改善了家人暨社會所付出的沉重代價。

生活化足部自療運動——走路

　　綜合以上的經歷，讓我找到了一個努力的目標，那就是將所有研究的成果與資源聚焦在「走路」，運用足部輔具讓個案能腳不痛的走路，讓失能的人藉由平衡訓練能夠站更穩，藉由生活化的自療運動來改善肌肉骨骼的問題；如果能夠進一步將這些資源與專家整合於台灣老化最嚴重的地區，就有可能執行高齡場域的認證與服務，這樣老人就可能由負債變資產，同時可以獲得更好的照護品質，而執行服務的人就可能得到比較好的發展機會。也讓「超高齡社會」的危機

變成為機會。

感謝——

　　要解決這麼大的「超高齡社會」問題，不可能只靠一個人的力量，必需要靠團隊的力量。一年多前為了響應蔡凱宙醫師所提出「道福」「到府」的照護理念，由退休的蔡進富校長擔任我們的苑長，成立了「VERS 足部健康學苑」，我們的目標是多找一些退休的醫療或健康服務人員，藉由這些健康的老人來照顧失能的人，感謝參與學苑團隊成員包含佩芬物理治療師等十多人的付出。為了解決高齡運動處方的問題，我們找到了體適能的老前輩：方進隆教授進行授課與指導。為了與長照教育服務做連結，我們找到了工研院的王俊堯博士、「高齡輔具友善設計生態系暨中正大學高齡基地」的郝鳳鳴副校長團隊。感謝以上團隊成員的支持，以及指導我超出 15 年的鄭誠功教授，讓這本書有機會被拿來應用與解決問題。

　　感謝嘉樺、佩樺、世珍、春玲、博思智庫等團隊成員的專業與用心協助，讓本書得以順利完稿；更感謝妻子瑞珍與家人的包容，讓我有充分的時間撰寫文案。最感謝被我服務過的個案，由於您的實踐，才讓我有機會學到相關知識與技能，期望這些經驗能夠幫助更多的人「站更穩走更久」、「恢復行走能力」，也期望此書能成為照護家屬及專業人士們的參考資料，能夠成功幫助大家用走路解決照護問題。

足部量測、輔具專家

羅明哲

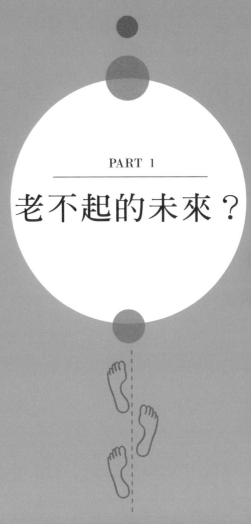

PART 1

老不起的未來？

台灣將成為全世界最老的國家，到時候，坐輪椅的長輩會比坐嬰兒車的小孩還多。

2018年內政部統計，我國65歲以上的人口突破14%，邁入「高齡社會」，平均7個人中，就有1個是老人。

2025年台灣老人將占人口總數20%，成為「超高齡化社會」，每5個人就有一位是老人，也意味著從個人到國家都將背負長期照顧的重擔。

老後，被綑綁的人生

01

為了照顧生病的家人，每一位照顧者，都有一部自己的辛酸史。

除了可能陷入經濟問題，還有精神壓力過大的風險，這些事，都可能發生在你、我，每個人的身上。

到底要怎麼做，才能老得安心、老得優雅？

高齡社會的三重「苦」

這些年，爸媽的年紀越來越大開始快速老化。本來負責照顧父母親的二姊因為癌症往生，加上 87 歲高齡的母親已經無體力照顧 90 歲無法走路的父親，只好將父親送去護理之家。即便有能力送護理之家，也因為問題接踵而來，在美國的大姊不得不結束事業，回台灣陪伴家人；而我變得不太敢出國，即使必須出差，也不敢安排太長的時間。

到了現在這樣的年紀完全能體會，孔老夫子說的：「父母在，不遠遊，遊必有方。」而身邊同齡的朋友也都到了這階段，大家都是父母年老開始有各種狀況。見面的話題，已經從小孩的教育問題，變成交換照顧父母的經驗、研究如何申請外勞。

2018 年內政部統計，我國 65 歲以上的人口突破 14%，邁入「高齡社會」，平均 7 個人中，就有 1 個是老人。

除了政府正式呼籲高齡社會來到，媒體上更常見照護者所面臨的身體與心理問題。知名作家瓊瑤在臉書寫下感言：她不能倒。89歲的老公因中風與失智症長期臥病在床，已經住院400天，漸漸地令她有了很大的壓力。她因情緒崩潰求助精神科醫師，她持續照顧老伴，靠藥物讓情緒不低落，因為她不能倒啊！

2025年台灣老人將占人口總數20%，成為「超高齡化社會」，每5個人就有一位是老人，也意味著從個人到國家都將背負長期照顧的重擔。當高齡社會的議題不斷地發酵，媒體的專題報導從照護者的身上看見台灣邁入高齡社會的「新三重苦」：

・第一重苦「老老照顧」，就像高齡79歲的瓊瑤照顧年邁丈夫；

・第二重苦，女性將扛起照顧重擔，她們可能是大齡未婚女兒、媳婦；

・第三重苦，越來越多人辭掉工作，24小時擔任家人的特別看護。為了照顧家人而離職，一個看似簡單的決定，卻可能讓照顧者陷入無法翻身的困境。

但這樣真能解決問題嗎？

這些事，都可能發生在你、我，每個人的身上。為了照顧生病的家人，每一位照顧者，都有一部自己的辛酸史。雖然可能陷入經濟問題與精神壓力過大的風險，卻依然勇敢扛下照顧的責任。面對超高齡化社會來臨，除了擔心經濟問題之外，現存的照護品質也有待提昇。

到底要怎麼做，才能老得安心、老得優雅？

護理之家的綑綁人生

4 年前父親住進「護理之家」後，除了坐輪椅的時間逐漸變長，最後變成臥床的時間比坐輪椅長；為了方便照顧，整日穿尿布也變成固定的生活方式。

更讓我難過的是，由於餵食不易，照護人員工作負擔增加，更擔心吞嚥困難引起食物逆流，導致氣管引發更嚴重的疾病，家人只能同意改成用鼻胃管幫他進食。由於鼻胃管讓父親不舒服，因而常常自己動手偷拔掉管子。重新插管的動作是最不舒服的，次數多更容易引起感染，最後不得不接受讓他的手被約束帶（圖 1-1）固定在床邊的困境。為了讓父親舒服，我們常常要求看護人員綁鬆一點，但是一綁鬆就可能再次被偷拔掉管子，到了最後只好投降，讓他被約束在床上。心中除了對此事感到無奈，也找不到解決問題的方法。

因為面臨父母的老化，家族裡經常討論要如何做才是照顧年邁、生病的父母的最佳方式？是家人放棄發展全心照顧、還是花錢請外勞協助，更或是揣著擔心送到安養機構？

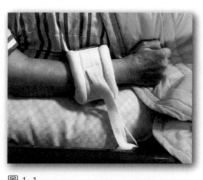

圖 1-1
為方便照顧，採用約束帶綑綁患者。

為了讓老人住在家裡，那麼需要 24 小時整天協助的工作該由兄弟姊妹誰來照顧？家人也都各自有了年歲，是否還需要多請看護支援？感謝姊姊無私的付出了勞力與心力照顧二位老人家，心裡一直無法放

下的遺憾，覺得超過負荷的工作，是否加速了姊姊因癌症離世。最後大姊也選擇放棄美國的工作，回來台灣一起陪伴照顧父母。我內心深深的感悟，無論做什麼樣的安排，家裡每個人的人生，包含工作和生活品質都要被兼顧，在照顧者和被照顧者之間都要取得平衡。

然而，安養院真的比家裡，更能做到全面的專業照護嗎？當我的父親進入安養院照護，看到因為擔心老人家跌倒撞傷，將他們固定在輪椅或床上。我看到的是老人家的尊嚴也就這樣被五花大綁，他們心中更容易充滿恐懼不安，所以情緒更容易焦躁。長久的綑綁無法活動，也容易導致身體狀況日益惡化，心想到底要被綁到何年何月！

一直到接觸到雲林縣老人福利保護協會執行長林金立先生在推動的「自立支援」照顧模式，在日本普遍流行。大約在5、6年前引進台灣，強調「零約束、零臥床、零尿布」的照顧理念後，才恍然大悟，原來「約束並不是在照顧老人，而是在虐待老人」。長期臥床與尿布是可能被改善的，當老人可以自己進食、可以拆掉約束帶、可以下床走路、可以自己如廁，打開的不只是身上的枷鎖，更敞開心房。重拾尊嚴，自然就會開心、覺得活著真好！

但已經為時已晚，因為父親現在除了臥床，也已經失去拔鼻胃管的動能，當然也不用再被約束！

漫漫的照護路如何平衡

國際巨星楊貴媚以《媽媽不見了》一舉拿下「2017年亞洲電視大獎」最佳女配角獎，在戲中她演活了為家庭犧牲奉獻的母親和妻子，照顧了大半輩子的家庭和中風的先

生。因為身為照顧者的挫折、辛勞她完全能體會。戲外的她，要照顧中風的媽媽；7 年前，媽媽突然中風倒下，而弟妹們白天都要工作，於是她扛起照顧責任，暫停演藝工作半年多，全心在家照料母親。

媽媽中風後，造成半邊癱瘓，生活無法自理。她在接受媒體訪問時說出了她的努力過程，什麼都不懂只好從頭學習如何照顧，不斷地查詢照護知識，也上 Youtube 影片學習照顧技巧，甚至她想起了教小孩學走路的方法，用自己的腳當成輔具，讓媽媽踩著她的腳背，一步一步慢慢行走。

這個時候，她就跟一般人一樣，是個平凡孝順的女兒、辛苦的照顧者。楊貴媚那 6 年裡最大的心願就是「希望明天睜開眼睛，媽媽就能走路了！」這樣的心願難道只能等待奇蹟的出現嗎？參考臨床服務經驗，只要她媽媽有手握東西獨立站 5 秒的能力，配合走路復健的步驟，就有可能自己走路。

所以，高齡的問題，不會看你的職位多高，不管工作績效再出色、所處位階再重要，只要一通緊急電話，為了照顧父母，一切職涯發展都得暫時放下。

前行政院院長張善政的母親失智 20 年、近 10 年臥床；由於母親肺功能退化並開始得依賴呼吸器，他半年內輾轉於醫院間，「幾乎沒有回過家」。即使曾任政府高官的他，也和所有照顧者一樣，在媽媽住院滿六週後，就被要求出院轉呼吸照護機構。但對出院轉院，該怎麼處理，他完全沒有概念，唯有自己走過，才知道當中的辛苦。

前花旗（台灣）商業銀行董事長管國霖 2018 年的新工作，是全職照顧 93 歲的重度失能父親。歷經公事、家事兩

頭燒，一年超過 250 天住醫院。反覆跑醫院、聘外籍看護、找長照機構，他最後還是選擇離職照顧父親。

　　這條看不到盡頭的漫漫照顧長路上，從開始時的跌跌撞撞，壓力找不到出口釋放，即使感到無奈、生氣、悲傷或不耐煩，仍然得繼續向前。

　　所以唯有先照顧好自己，才能安心陪伴家人。

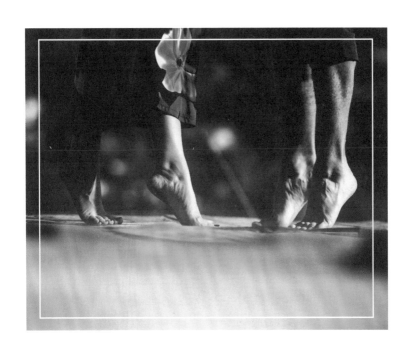

你我都老不起的未來

02

「退休金需要存到多少錢才夠？」「為何年薪百萬，也可能成為下流老人？」

面對台灣老化速度名列前茅，加上少子化和長照制度尚未完善，都提醒著我們必須即早準備老後生活。

日本老人家當小偷，只為入獄？

許多人怕老、怕退休，因為「老」給人的刻板印象，就是行動不便、生活無趣；生病無法下床、獨居無人照顧。所以日本社會出現了一種奇怪現象：

【新聞快報】
日本老人塞爆監獄，只為有地方吃住、有人照顧

日本監獄的高齡囚犯越來越多，60 歲以上受刑人暴增至 19%，監獄變成了老人俱樂部。

尤其是女性。每 5 個女性中有一個是老年人，9 成都是順手牽羊的輕微偷竊罪。《彭博商業周刊》發表了《日本監獄，年長女性的天堂》的報導。日本女攝影師深田志穗走訪了日本監獄，記錄下了高

齡女性犯罪的身影。

89 歲 F 女士，因偷米、草莓和感冒藥，被判坐牢一年零六個月，但這已是她第二次入獄。有一個女兒和一個外孫。她說：「我 84 歲時第一次入獄。入獄一個人靠社會福利獨自生活。我之前曾跟我女兒一家同住，我自己所有的積蓄都花在暴力惡言相向的女婿身上了。」

78 歲 ○ 女士，因為偷拿飲料、咖啡、茶、飯糰和芒果，被判一年五個月，這是她第三次入獄，她也有一個女兒和一個外孫。她在受訪時說，「監獄就是我的綠洲」，一個能放鬆的地方，雖然在監獄失去自由，但沒什麼需要擔心的，在這裡有人跟我說話，獄方每天提供我們營養的三餐。」

為什麼有這麼多老人家寧願當小偷，進入人避之唯恐不及的監獄，而且一犯再犯，反覆入獄。原因竟然令人鼻酸，只為了有地方吃住、有人照顧，可以在監獄裡安度晚年。

在監獄裡，推著受刑老人家的輪椅、集體做運動，還有遊樂場所，可以讓他們固定出來活動筋骨。針對咀嚼和吞嚥困難的老人，獄方還幫忙將麵條和食物切碎等。為了服務這群高齡者，日本政府還開設老年專用大樓，並增加看護人員，提供復健、長照服務。

日本監獄因為高齡受刑人數量增加，與老年照護相關的費用讓該年的監獄醫療成本衝破六十億日圓（折台幣約十七億元）大關，和 2005 年前相比，成長了 80%。監獄也聘請了照護人員來幫助高齡受刑人洗澡和上廁所。長期下

來，有些監獄已經變得和養老院相差無幾。

　　根據研究「老年貧窮」是造成老年犯罪人口越來越多的主因之一。台灣的老人犯罪人口數與青少年差不多，大約分別占總犯罪人口的 4%，可是老人犯罪的成長率卻有逐年提升的趨勢。這些現象背後，隱藏了老人獨立生活能力下降、社會福利問題及社會變遷心態的調適。在高齡化的路上，無論政府或是個人都應做好準備。

誰想變成下流老人？

　　日本前幾年流行一個新名詞「下流老人」，是指許多年輕時年薪百萬的中產階級，在未來也有可能成為：無法正常度日、被迫過「下流（中下階層）」貧困生活的高齡者。依此類推，月薪五萬以上的中產階級，二、三十年後也可能淪為「又窮又老又孤獨」的「下流老人」？

　　日本的長期照護現實中所面臨的問題，正快速地在台灣複製。台灣由高齡社會轉為超高齡社會時間僅 8 年，這個速度，遠比日本的 11 年、美國的 16 年來得快。台灣人的平均壽命也在 2015 年達 80.2 歲，將近 15 年的退休生活，每個人平均需要接受長照的時間，卻高達 7.3 年。

　　「退休金需要存到多少錢才夠？」、「為何年薪百萬也可能成為下流老人？」養房、養車還要養兒女，錢好像夠花；如果年紀大了沒有特別疾病、長照需求，靠現在每個月固定存下來的退休金過活應該也足夠。但如果自己或配偶罹患疾病，需要手術或漫長的照護，許多人辛辛苦苦一輩子存下來的存款及退休金，就在支付大筆的醫藥費或照護費後漸漸流失。

尤其高齡老化的身體更容易引起的傷病，長期的醫療照護費用花盡了存款後，領取的年金又無法維持基本的生活。所以只要一次跌倒、中風，或者意料之外的「疾病」，就是「下流老人」故事的開始。簡單來說，一旦病倒後續的照護費用就可能成為黑洞，這一段漫長歲月，如何過得幸福又有尊嚴的快樂退休生活？

　　因生病長期臥床，失去了自主和尊嚴。許多人更因為要挑起照顧生病家人的重擔，放棄了自己的生活和工作。這些都讓大家對邁入老後的生活，感到不安。為何在歐美沒有長期臥病在床的老人？瑞典的「當死則死」對照出台灣長照的真相。在台灣，想擺脫住院、臥床的折磨是高齡者的奢望。

　　為什麼醫療越發達，想要圓滿而終，卻越來越困難？面對灣老化速度名列前茅，加上少子化和長照制度尚未完善，都提醒著我們必須即早準備老後生活。

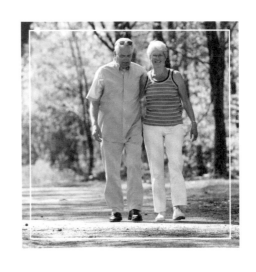

老後生活，你想怎麼過？

03

台灣的老年人社會參與率偏低，退休後成為「宅爺爺」或「宅奶奶」，不僅與社會愈脫節，也會導致慢性病、憂鬱、失智、失能的機率增加。

想過怎樣的老後人生，完全在自己的選擇。只要願意做改變，活得老又活得好，絕非難事！

老後人生，自己選擇

想過自己會活到幾歲嗎？大概是 7、80 歲吧！但未來將是一個愈來愈老的世界，你有可能活超過 90 歲！想像過自己的老後生活會是什麼樣子嗎？現在走在路上，經常會看見外籍看護推著長輩外出散步、乘涼，在公園裡盡是病弱的長者們，輪椅排成一排，外護在旁邊群聚聊天。大部分的人總會擔心變老後需要被人照顧，面對生病與體力衰退，充滿焦慮。

但老後想過怎樣的人生，完全在於自己的選擇。只要我們願意做改變，想要活得老又活得好，絕非難事！

曾創下台灣、香港影史最賣座紀錄片的電影《不老騎士——歐兜邁環臺日記》，17 位平均 81 歲的不老騎士勇敢追夢，不畏艱難完成環島壯舉，感動了許多人。他們的精神影響延伸到了國際，社會大眾發現老人家不再只是被照

顧者,或是被社會所遺忘的離群索居者,他們可以如此有活力、熱情、充滿智慧。

但《不老騎士》中這些不服老的熱血騎士們,應該算是少數。根據國民健康署調查,台灣的老年人社會參與率偏低,六成老人平時不愛出門活動,退休後成為「宅爺爺」或「宅奶奶」,不僅會與社會愈來愈脫節,也會導致慢性病、憂鬱、失智、失能的機率增加。日復一日的單調生活,容易讓人失去活力。

老了要住養老院,還是遊輪?

環遊世界,是許多人的夢想,卻也是讓人覺得遙不可及的夢想。在歐美,有許多退休族選擇以海為家環遊世界。他們不住養老院,而是把退休金花在遊輪旅行上。退休後住「養老院」還是「遊輪」?他們有個不一樣選擇的退休生活。

一位來自邁阿密的 67 歲的瑪利歐先生,已經在遊輪上住了 19 年,參加過 950 個航程,對他來說,坐遊輪不是「度假」,而是「生活」。他不僅環遊世界,也讓退休後的生活過得更豐富。

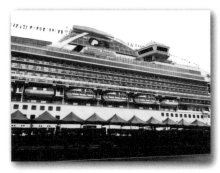

圖 1-2
退休後,除了養老院,還可以選遊輪!

2006 年有則新聞,世界知名頂級遊輪「伊莉莎白皇后二

世」在基隆碼頭停泊，大多數遊客下船觀光，大廳裡卻有一位老太太坐著喝咖啡，沒有下船，因為這天她決定「在家休息」。來自美國紐澤西州的比阿特麗絲·穆勒，當時已經 89 歲， 被稱作「住在船上的老太太」，從 2000 年起就以船為家，她把這艘豪華遊輪當「家」。

因為她有長期及老年折扣，所以住遊輪比住養老院便宜。而且住遊輪養老的好處，包括每天可吃三餐以上；有客房服務，每天換洗床單；有游泳池、健身房；電視機、電燈壞了，免費換修；船上的人將你當客人，而非病人或老人。而且在遊輪上，每一航程都會遇到不同的人，可以認識新朋友。

看著別人出國玩，沒有人不羨慕的吧。但是患有慢性病者，因擔心病情變化，又怕麻煩別人，是不是只能把旅遊當作「夢想」了呢？

醫師帶病人出遊兼復健

洗腎患者每週都要洗腎，在國內旅遊已經不是很方便，更別說要出國玩。「醫生，我們是不是一輩子都不可能出國？」臺大醫院新竹分院腎臟科主任楊忠煒聽到洗腎病人對出國旅遊的渴望，決定頂著醫療責任的壓力，發起「洗腎海外旅遊團」，自己當團長帶隊出發！

有位病友跟團出國多次，她說：「父親也是腎友，年輕身體好時未出過國，洗腎後更不敢奢望；在楊醫生同意下，陪著父親走訪許多國家。後來父親過世，雖無法再同行，但卻能在他死前圓了出國夢。

雖然生病，卻也能出國玩。醫生帶病人出國圓夢，成了特別的喜樂療程。從旅遊中體會出樂趣與自信，人生就不會因為病痛困住了。

蔡凱宙是一位有名的骨科醫師，20餘年的行醫生涯，開過無數次的刀。從臨床經驗中，發現骨科問題並非只有開刀才能解決，透過維持身體的端正與平衡，經常可解決多數疼痛。因而致力於以非手術的方法，幫助所有的人透過更自然、健康的方式遠離筋骨痠痛，及早預防更嚴重的骨科問題，讓周遭的人都能健康地迎接老年社會的到來。

自然骨科療法，最重要的就是相信身體有自癒的力量，可以自我察覺鍛鍊，提升自癒力。蔡醫師除了自創許多簡單、容易做的保健動作及姿勢，讓大家能每天自我鍛鍊，免開刀、不必用藥，也能活動自如。

每一年他都會包遊覽車，帶著診所的病患一起出遊。身為醫生不用手術刀治病，卻背起麥克風充當旅遊團的領隊，帶著一群阿公阿媽，每個人的手上都拄著二支「健走杖」（圖1-3）走路出遊，試想老人家拿著健行杖，可以很輕鬆安全的運動，也可以很時尚，顯得很青春。沿途蔡醫師會找機會衛教病人如何走路與做復健運

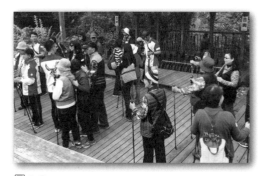

圖1-3
合興車站人手二隻健走杖，一起出遊去！

動，讓診所的病患有著不一樣的快樂治療經驗。

許多老人家，因為腿力不行，走不遠、跑不動，有些甚至走路疼痛困難，寸步難行，所以都不喜歡出門。年輕時，期待著退休之後，每天呼朋引伴去遊山玩水、悠閒過生活。如果老了有機會不受病痛牽制，自信走出家門，享受戶外美景的第二人生，真是一種幸福！

如果你是骨科的病患，希望自己治療的過程是在病床上，或是走出戶外做復健運動呢？戶外旅遊可以親近大自然，舒展身心，讓整個心情都好了起來，更可以透過團體旅遊，結交更多的新朋友，擴大生活圈，愈玩愈健康。未來將醫療加上旅遊，針對不同族群及身體狀況的高齡族打造安全的旅遊行程，對於高齡者的治療，應該是個很值得努力的目標。

無論幾歲，仍然活出夢想

日本第一位女性報道攝影師笹本恒子，她用鏡頭見證了日本近代史。在她 103 歲時，仍打扮時髦像年輕的女孩，生活規律、繼續學習，對生活依舊保持好奇心、從事攝影工作。

71 歲的恒子，因第二任丈夫罹患癌症去世，她再次選擇，開始新的工作和生活，重新出發重新回到攝影師行列。96 歲失戀後出版了《97 歲的好奇心女孩》。

當 97 歲的恒子在家中摔倒，由於獨自生活，在誰都沒有發現的情況下昏迷 22 個小時，大腿和左手臂骨折的傷勢極難恢復，醫生都認為她很難再站起來了。大家都勸她說：

「老了，可以認命了。」但她卻回答：「我還有很多想要做的事情！」並用這種信念，積極努力的做復健治療。

　　一直堅持不住養老院的她，在這次跌倒事件之後，被周圍的人說服，最終住進養老院裡。但在她的房間裡，裝飾她最喜歡的畫家梵谷的《向日葵》，在角落裡的小型酒窖放了滿滿的紅酒。不管在哪裡，她都樂觀活出自我，以自己喜歡的方式生活是再快樂不過的事情了。

　　恒子提醒大家：「上了年紀之後，更要經常讓身體保持活動，不然身體就會像生鏽了一樣，越來越不靈光。」這樣的人生，是不是讓人羨慕啊！不僅健康長壽，而且一直快樂、一直有活力！

　　所以，不論你的年齡有多大，只要對將來還有夢想，願意終身學習，願意與外界互動，願意每天讓身體保持活動，人生還是一樣會充滿活力，你也永遠是個快樂的孩子。

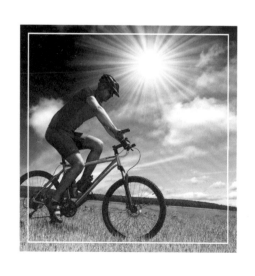

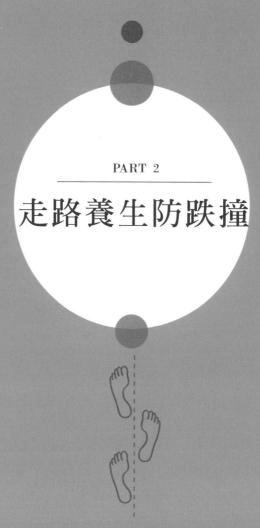

PART 2

走路養生防跌撞

每一個人都會老。

隨著年紀的增長，身體和心理都會有所變化和退化。「視茫茫髮蒼蒼」常用來描繪老年人，但仍有些人年紀大，卻擁有烏黑的頭髮，也沒有老花眼。

所以年齡與老化並不一定會呈現正關係，身體的各樣功能都會老化，但是每個人的老化速度卻不一樣。

人體老化的過程

01

　　當身體和智力隨著年齡的增長卻逐漸衰退，讓你再也無法像以前行動自如。

　　「久坐」列為十大致死致病元兇之一，不動，將成為上班族的健康的頭號大敵，也隱含著重要的身體警訊。

過程一：重心的改變：由 4 隻腳 → 2 隻腳 → 3 隻腳

　　從生理發育解釋走路老化過程，由 4 隻腳、2 隻腳，一路到 3 隻腳。

　　人生下來之後先學會用四肢：雙手雙腳爬行，再慢慢學會用 2 隻腳走路；隨著年齡老化之後，靠第 3 隻腳：拐杖的輔助走路。所以，人小的時候重心在下面比較穩定，青年的時候重心在前面，以利於快速行動；隨著年齡成長重心向上，但是老了之後因為身體平衡能力的衰退，就容易站不穩而跌倒。

　　剛學步的幼童重心不穩，走路搖搖晃晃的，即使跌倒，多半哭一下就停了，很少骨折。但在骨質較疏鬆的老人家身上，失去平衡跌倒，卻成了一件大事。因此，許多高齡人為了增加穩定性，有的人就用低頭駝背的姿勢來降低重心，這是錯誤的姿勢，會讓肌肉、骨骼、關節系統付出痠

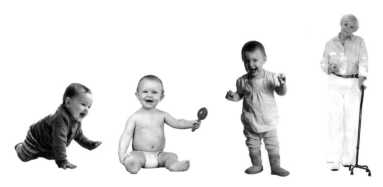

圖 2-1
老了之後因平衡能力衰退，容易較不穩而跌倒。

痛或病變的代價。並且走路總是低著頭、駝著背，雙肩下垂無力，這樣的體態表現出來，外表看起來就比較老氣，既使常常臉上會有笑容，但看起沒有自信。

當身體和智力隨著年齡的增長卻逐漸衰退，讓你再也無法像以前行動自如，雖然試了許多改善的方法，健康狀況卻還是惡化。如何使年齡的增長不等於健康衰退，就像秦始皇想要長生不老，派人到處尋找「不老仙丹」。應該是現在的我們很想知道的奧祕！

過程二：身體變僵硬：由少站→久坐→久臥→死亡

不正確的生活習慣，將影響身體變得僵硬，從少站、久坐、久臥，一路到死亡。

年輕人的肌肉充滿了柔軟性與彈性，隨著年齡的成長，如果不透過適當的訓練，肌肉會逐步地變無力與僵硬。而且「人老會腳先衰」，當人的行走能力衰退，同時也就代

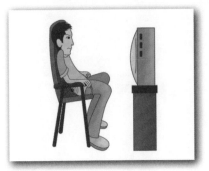

圖 2-2
久坐，會肩頸痠痛變成久臥。

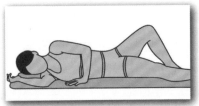

圖 2-3
躺久了，無法行動就說再見離世。

表了身體的退化。

如果膝蓋痠或腳沒力，就會想要少站久坐。坐久了屁股坐扁、肩頸痠痛了就改成久臥。臥久了就沒辦法站起來，逐步進入人生的最後階段，躺久了無法行動就說再見離世了。

一般人的工作，不是久坐，就是久站。尤其是上班族，一整天幾乎都是坐著度過的，早上出門搭電梯下樓，立刻騎車或開車出行，好一點的走一段路坐車或坐捷運到公司。上辦公室要搭電梯，工作時長時間坐著，低頭盯電腦、看文件；不喝水、少上廁所；經常開會甚至晚上還要熬夜工作。拖著疲累的身體下班只想搭電梯下樓、搭車回家，將身體直接躺在沙發上看電視，根本很少運動到腳。

例如老師、百貨公司櫃姐，每天上班就是 8 ～ 10 個小時；飛機上的空服員，要不斷走來走去服務乘客，一趟飛行下來，根本沒有辦法讓雙腿好好休息。另外還有餐飲服務業的店員、護士們也是。工作長期久站後，常常都能體會，除了腳痠、肌肉僵硬，還有腰痠背痛等的不適反應！

所以不論是久站、久坐對身體都是一種傷害，懂得照顧自己是很重要的。久站或久坐讓血液循環代謝不好，下半身水腫不適；不良的姿態讓某些部位的肌肉長期處於緊繃狀態，產生疼痛、僵硬等毛病。

　　世界衛生組織（WHO）早已將「久坐」列為十大致死致病元兇之一，不動，將成為上班族的健康的頭號大敵，也隱含著重要的身體警訊。

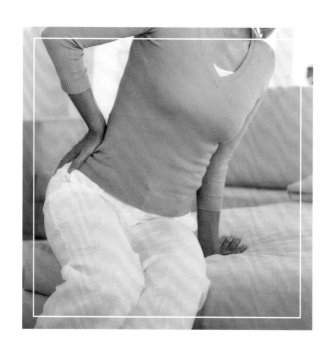

人老腳先衰

健康從腳開始，所以保護腳就是在保護身體！

當爬樓梯不再輕鬆自在，走路步行時腿痠腳麻、不耐走，就要每天花些時間照顧它。不要等到有一天腳退休了，你的身體也就無法繼續活動了。

02

為何關節病變，最後會導致休克死亡？

【新聞快報】
緬懷動物園巨星！牠曾是北市榮譽市民

陪伴台灣民眾走過半個世紀的亞洲象林旺，在牠 86 歲那年，電視報導說：大象爺爺林旺膝蓋退化性關節炎愈趨明顯，讓原本不愛泡腳的林旺，也不得不頻頻泡水，利用水的浮力減輕身體重量，避免體內的

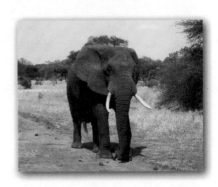

器官被體重壓迫而失能。但牠的身型已經日漸消瘦，這幾天只吃下八條吐司、排便量也極少，尾臀紅腫嚴重。台北市立動物園已組成醫療諮詢小組因應，但牠的情況相當不樂觀，不知何時會「倒下」。

這則訊息讓大家很疑惑，「膝蓋退化」對人類而言會覺得沒有什麼嚴重性，為什麼會跟死亡扯上關係呢？

大象林旺病逝後解剖結果顯示，體型比原來略顯消瘦，但營養狀況良好，後臀皮下水腫，右後腳膝關節發炎，膀胱有三顆結石，其餘都很正常。研判林旺是因關節病而休克，導致心肺衰竭死於水池邊。林旺整個老化死亡的過程，是否跟人類很類似呢？

從大象林旺的腳談健康

為何關節病變最後會導致休克心肺衰竭死亡呢？

話說人體存在一些重要但平常不被重視的部位，就像大象林旺的腳一樣。當象腳一旦潰瘍，就會讓林旺倒地不起，憾事就此而生。動物生存法則竟然是那麼相似，動物腳萎就會倒下，想翻身也難，死亡之日就不遠了。林旺的妻子馬蘭也是因為腳潰爛、發炎，倒下而死。原來腳是那麼重要，卻常常是被我們最輕易忽視的部位。

腳位於人體的最低處，承載著全身的重量，離心臟最遠，但負擔最重。學中醫的人多知道，腳是人的「第二個心臟」，影響著身體循環，但卻最容易隨著年齡增加最早老化。醫學典籍上也有記載「樹枯根先竭，人老腳先衰。」

腳部會出現一些症狀，往往也能反映出身體的某些健康問題。好比如果看到老人出現「腳萎」的症狀，通常就會被俗話暗喻著「入土半截」。

　　健康從腳開始，所以保護腳就是在保護身體！當我們家庭、事業日夜奔波，漸漸發現爬樓梯不再輕鬆自在；走路步行時，腿痠腳麻、不耐走，那麼就要每天要花些時間照顧它，不要等到有一天腳退休了，你的身體也就無法繼續活動了！

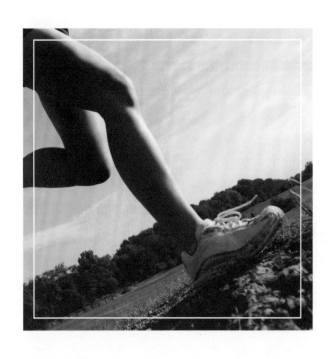

PART 3

別讓跌倒
拖垮下半生

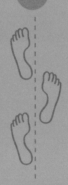

跌倒雖然常見，但大部分都會合併有髖關節或大腿骨折的狀況，接著就出現久病臥床需要人照顧的困境。

不只受傷的長輩受苦，連同身邊的親人也同步被困住，而失去活動的自由。

所以，別小看跌倒，一時重心不穩而潛藏的健康風險！

老人跌倒，
引發的併發症後果難測

01

　　跌倒會縮短老人壽命、增加家庭負擔、增加社會醫療費用、延長住院時間、降低步態穩定性與平衡功能；如何積極預防跌倒是個值得努力的目標。

　　當然大部份的人不是因為跌倒馬上死亡，而是因跌倒引發的各種合併症造成死亡。

【新聞快報】

健壯董事長跌落重傷腦幹　送醫到院已無呼吸心跳

　　2017 年 1 月出現一個駭人的跌倒致死新聞。一位令人尊重的企業董事長，於參加喜宴結束從飯店內高 2.4 公尺的三樓樓梯準備離去，走到 2 樓半平台前約剩 3、4 階時突然踩空滑倒，人向後仰跌倒，後腦杓先著地，再往樓梯下滑，滑行過程中，身體又 180 度轉向，以致頭又轉向下，撞到地面並口鼻流血。

　　救護人員抵達現場時，發現他已失去意識，但仍有生命跡象，於是緊急將他送醫；到院時已無呼吸、心跳且瞳孔放大，搶救 33 小時後仍然不治。醫師說明，由於人體的腦組織與腦殼並未相連，「有

如豆腐裝在碗裡」，經外力強烈撞擊，腦組織極易受損；雖然他的腦出血情形並不嚴重，但由於他的後腦先著地，造成枕骨骨折，腦組織經劇烈搖晃，易於滲出腦脊髓液並合併腦水腫、腦幹缺氧、中樞神經受損。

新聞指出董事長平常喜愛戶外運動，尤其是對足球、潛水有特別的偏愛，自小練習少林武功，身體的狀況良好；而醫師也指出，他平常沒什麼舊疾，這次是單純的跌倒意外。所以，像他這種身體健康狀況良好的人，也同樣不堪跌倒一擊，更何況是身體健康狀況衰老的人，是否更該留意如何預防跌倒呢？

跌倒是老人意外死亡的主因

跌倒的定義是指突發、不自主、非故意的體位改變，倒在地面或比初始位置更低的平面上。如果患者失去平衡在摔倒的過程中由他人輔助倒在地板上，這也被稱作為跌倒。

根據美國的統計，跌倒是 65 歲以上老人意外死亡的最主要原因，在台灣則是第二大死亡原因。國民健康署 2016 年 08 月 10 日的新聞發現，2015 年國人十大死因中，第二位的老人跌倒 (落) 為每十萬人中有 24.61 人。當然大部份的人不是因為跌倒馬上死亡，而是因跌倒引發的各種合併症造成死亡。

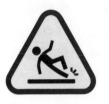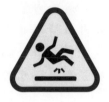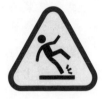

圖 3-1
跌倒引發的各種合併症才會造成死亡。

因跌倒受傷的老人高達 7 成

由國外的統計資料顯示,高達 1/6 的老人有跌倒經驗,並且隨著年齡增加而升高。35% ～ 40% 老年人每年至少跌倒一次,其中有 10% 會反覆跌倒。老人因為跌倒而受傷的比例高達 70%,每跌倒十次有一次會造成嚴重傷害,例如關節骨折、永久性殘障、頭部外傷、顱內出血甚至死亡。

根據國民健康署統計,跌倒最常見的四個受傷部位為下肢、頭部、上肢及髖骨。而其中最大的危害是髖部骨折。因為跌倒受傷在 6 個月內死亡的比率為 20% ～ 25%,而且有 20% 會有第二次骨折。受傷後約 50% 無法恢復原有的獨立生活和居住狀態,只有 30% 能恢復先前的移動能力,生活質量明顯下降。

目前醫界對老年跌倒沒有將它視為一種疾病,只重視跌倒後造成的身體損傷的治療,並未重視對長者其心理帶來的傷害。跌倒後即使身體沒有損傷,20% ～ 55% 老人會因為害怕再次跌倒、喪失信心、恐懼等因素,而限制自我活動,造成活動能力下降、活動範圍受限、生活質量下降,

漸漸失去了獨立活動的能力。同時使得身體功能愈來愈差，進而逐漸演變成失能，也造成家人的負擔。

所以，跌倒會縮短老人壽命、增加家庭負擔、增加社會醫療費用、延長住院時間、降低步態穩定性與平衡功能；如何積極預防跌倒，是個值得努力的目標。

為什麼老年人跌倒會更加危險呢？

跌倒不是老人專屬的風險，小朋友在成長階段也常會出現跌倒的現象。但是為何很少聽到在學步的小朋友跌倒重傷或出人命，反而是這些視走路為沒什需要學習的成年人，只是一個日常的跌倒，就出現嚴重骨折或出人命？

我們藉由此二者之分析與比較，差異在於：

①小朋友的重心低，而成年人重心高，跌倒的重力加速度不同。

②小朋友的肌肉較柔軟且具彈性，成年人的肌肉較僵硬且不具彈性，對跌倒的反應能力較差。

③小朋友的骨密高，成年人則因骨質疏鬆，只要一跌倒就容易斷裂；所以，成年人的「保骨密，防跌倒」是個值得重視的議題。

④老人常有高盛行率的共存疾病，例如：骨質疏鬆症、器官功能退化，即使輕微的跌倒也可能造成很大的危險。

老人為何容易跌倒？

老人容易跌倒是很多因素所導致的一種老年綜合症狀。包含異常步態、感覺系統退化、身體內在的改變、心理因素、服藥與外在環境等綜合因素而產生影響。

老人步態異常，隱藏著危機

老年人步態的特點是：肌肉、骨骼、關節、韌帶的退化或功能損害。特別是股四頭肌力量下降、下肢肌肉收縮力量下降，腳跟著地、腳踝、膝關節的彎曲動作變慢。髖關節未充分伸展，導致行走緩慢、步幅變短、腳抬不高、步伐連續性與平穩性變差等現象。以上異常步態，皆與老年人跌倒的危險性密切相關。

步態和心理也會產生影響，心情好的時候行如風，心情不好的時候走路，會拖泥帶水。急躁或分心時，很容易被外在環境影響而跌倒。曾經跌倒的人會因為害怕再次跌倒及恐懼等因素，導致病人身心的壓力而改變步態。

感覺系統退化，身體反應能力下降

感覺系統包括視覺、聽覺、觸覺、前庭覺及本體感覺。

這些感覺的訊息傳入中樞神經系統後，都會影響人體包含平衡、行走、移動等動作功能。由於老年人的視力、聽力、損失下降，對身體動感和位置都會下降，造成回應的能力下降、時間延長、平衡及協同運動的能力也下降。再加上老人的中樞控制能力較低，都是引發跌倒常見的原因。

跌倒的內在身體因素

①神經系統疾病：腦部病變、中風、帕金森氏症、小腦病變、神經疾病。

②心血管疾病：體位性低血壓、缺血貧血、認知障礙、阿茲海默症。

③眼部疾病：白內障、青光眼、黃斑部病變。

④肌肉骨骼疾病：退化性或風濕性關節炎、骨質疏鬆、足部疾病。

⑤心理因素：沮喪、焦慮、情緒不佳、害怕跌倒、獨居與社會隔離。

⑥其他：身體機能如肢力、視力、聽力、感覺系統的退化、睡眠障礙。

跌倒的外在環境因素

老年人意外跌倒與環境密切相關，包括室內照明不足、床和家具高度不適、日常用品擺放不當變成障礙物、浴室無扶手、光滑的地面、樓梯台階過高、室外路面不平坦、不合適的衣著與鞋子等因素，都會增加老年人跌倒的危險性。

參考國民健康署「國民健康訪問調查」結果顯示：

①造成跌傷最常見的活動為：騎車、上下床及農事耕作。

②發生跌傷的地點 56.3% 在住處內，43.7% 在住處外。

③住處內最常發生在傢俱（椅子、床、沙發）旁 23.7%，浴室淋浴間或廁所 12.3%。

④住處外最常發生跌傷的地點：路邊（包含人行道）46.2%，有高度或坡度的地面 13%。

跌倒與藥的關聯 防跌要（藥）注意

有些藥物可能會引起頭昏眼花的副作用，而增加跌倒的風險，應檢視家中老人用藥是否有造成跌倒的危險性。

①精神類藥物：鎮靜安眠藥、抗焦慮憂鬱藥。

②心血管藥物：降血壓藥、利尿劑、血管擴張劑、抗心律不整藥。

③其他：麻醉藥、感冒藥、止痛劑、抗帕金氏森病、軟便劑、肌肉鬆弛劑等。

④同時服用多種藥物：可以與醫生討論考慮降低劑量或停止不必要的藥物。如果無法避免時，應在服藥後多休息，並放慢腳步。

那些情況，老人容易跌倒？

如何得知自己是否為容易跌倒的族群？

由臨床的經驗與統計資料發現，以下為容易跌倒的高危險族（足）群：主要為異常足形、鞋具異常、步態不穩……等

四種常見異常足形

人的足形主要靠肌肉來維持，基本上可分四種：

①高弓足：不耐久站、肌肉關節緊繃、足部不適；走路急遽、聲音大。身體穩定度差、膝關節易呈現 O 型腿。

②橫弓下陷：身體前傾與行走的能力差、不耐久走、腳掌易疼痛、走路駝背聲音大。

③拇趾外翻：行走與平衡的能力差、拇趾關節與腳掌容易疼痛。

④爪形趾：平衡的能力差、小腿易痠痛、走路駝背聲音大。

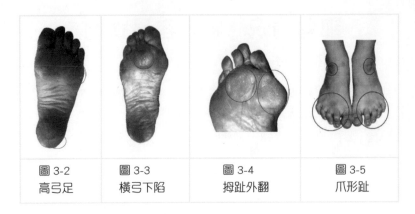

圖 3-2	圖 3-3	圖 3-4	圖 3-5
高弓足	橫弓下陷	拇趾外翻	爪形趾

你走路，鞋子會拖著地嗎？

鞋子沒穿好、走路姿勢不對，或因生理疾病問題，會導致鞋底出現異常磨損。以下兩種為常見鞋具異常狀態：

①鞋頭磨損：鞋子沒穿好或太大、走路駝背聲音大，造成鞋子踢到地面而跌倒。

②鞋具鬆大：鞋子沒穿好或太大、走路駝背聲音大，造成身體頭部前傾易跌倒。

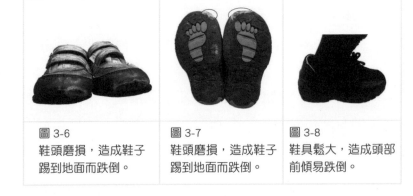

圖 3-6	圖 3-7	圖 3-8
鞋頭磨損，造成鞋子踢到地面而跌倒。	鞋頭磨損，造成鞋子踢到地面而跌倒。	鞋具鬆大，造成頭部前傾易跌倒。

走路聲音大、駝背會容易跌倒

①走路有聲音：當壓力大、心情不好或疲倦時，常用拖地的步伐走路而產生聲音，並且容易發生跌倒的風險。

②走路駝背：走路駝背的人經常會合併走路有聲音的現象，並且容易發生跌倒的風險。

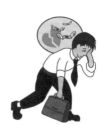

圖 3-9
壓力大拖地走路有聲音，容易跌倒。

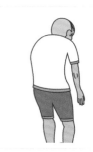

圖 3-10
走路駝背走路有聲音，容易跌倒。

那些疾病會走路不穩

①小腦萎縮：由於小腦的神經細胞被破壞或萎縮而發生症狀。身體的肌肉會不隨意地收縮，造成肌肉變形，關節出現僵硬現象。腦部無法準確協調肌肉運動，導致身體動作逐漸失控而難以運動。走路步伐不協調，站立時不能維持姿勢，走路動作搖搖晃晃。

②腦性麻痺：為一種大腦在發育未成熟前產生腦部病變，造成控制動作的腦細胞受到傷害，而引起肢體

運動功能多重性的障礙，易引起關節攣縮、肢體變形，走路及穩定性差。

③帕金森氏症：為一種中樞神經系統慢性的退化性失調，主因為腦中控制運動的細胞遭到破壞，而產生各種動作的障礙。身體無法伸直、肢體動作僵硬遲緩、靜止時顫抖、走路姿勢與步態不穩定。

④阿茲海默症：為腦部神經細胞受到破壞的退化性疾病。早期病徵最明顯的為記憶力衰退，對時間、地點和人物的辨認出現問題，中期會出現遊走或走失的問題，晚期會出現行走困難。

其他

①年紀大於 65 歲的老年人及小於 6 歲的孩童；其中高齡女性跌倒比例高於男性。

②貧血、營養不良、虛弱、頭暈。

③過去曾跌倒者。

④服用會影響意識或活動能力的藥物，例如精神類與心血管藥物。

PART 4

筋膜回轉，少生病
的走路療方

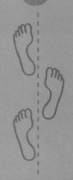

缺乏運動和長期臥床的人，都同樣會出現肌肉無力的現象。
肌肉無力不僅會改變身體的外觀、減少對骨骼的支撐力；也
容易提高意外時骨折的風險。大多數人都知道骨折後需要靜
養休息，卻常常忽略術後復健的重要，最後會導致骨折傷處
癒合了，卻出現肌肉無力的狀況，不僅影響生活品質，也出
現更多後遺症。

不能走路了，怎麼辦？

01

一個人如果不能夠自己走路，會影響到身邊的 20 個人，包括家人、親友、照顧者、社福人員等，其所影響的層面遠超出大家的想像。

一旦不能靠自己走路，失去了自由活動的能力，才能體會到何謂「求不得苦」，人生也就由彩色變黑白。

車禍受傷的左腳，小腿明顯變細了

管姊姊為大學生，二個月前因為車禍造成左腳的脛骨與腓骨斷裂。開刀後因為受傷的腳走路有明顯的外八而來求助。她目前仍在進行復健階段，手術固定腿的鋼釘還在體內，計劃一年後取出。觀察她走路時，上半身有明顯的異常擺動，而且步態很不平穩、左腳也有明顯朝外的動作。特別是從背面評估站立的姿勢時，很訝異發現她二隻小腿的外觀產生明顯差異：左腿變細了！

由足底接地圖發現，站立時左腳會有明顯朝外的站立角度。另外，由於左腳受傷而將身體的重心偏向右側，造成右腳跟外側磨損

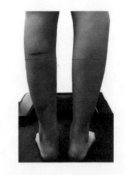

圖 4-1
二隻小腿的外觀產生明顯差異：左腿變細了！

比例大於左腳；並且在右腳小趾跟部也出現明顯的峰壓，懷疑有長短腿的風險。進而影響右腳大腿側邊的髂脛束（Iliotibial Band）也出現緊繃與不適的現象。

不能走路，自己的人生變黑白

每個人看到一歲大的嬰兒會走路，便直覺認為步行是一件很自然的事。如果有一天，發覺自己的腳無法正常走路時，連日常生活及走路都得靠別人幫忙時，才能體會能完全靠自己正常走路是多麼重要的事。

一旦不能靠自己走路，失去了自由活動的能力、不能出遠門旅行、不能和好朋友一起打球，很多事情必須靠別人幫忙，才能體會到何謂「求不得苦」，人生也就由彩色變黑白。

誰來照顧不能走路的家人

曾在演講會時聽到一位照服專家說，一個人如果不能夠自己走路，會影響到身邊的 20 個人，包括家人、親友、照顧者、社福人員等，其所影響的層面遠超出大家的想像。

我經常在做足部健康服務的過程中發現，這些個案大部份都有家人陪伴。特別是那些高齡的個案，幾乎都是由子女陪伴而來。而且有多人表示，因為擔心父母在家裡走路跌倒，不得不將工作暫停，全職陪伴照料生活起居；或是必須從事時間較自由的工作，方便接送父母就醫。

全職照顧中風媽媽的女兒，可以準備重返職場了

有一位中風六年的李女士，由女兒攙扶著前來求助。

她走路時重心前傾、步伐沉重，每走一步，偏癱的左腳就向外扭一下，人還沒到就聽到急促的四腳拐的摩擦聲。在服務的過程中，女兒非常用心，寸步不離地守護著母親。卻也不免訴苦：「因擔心中風的媽媽一個人在家可能會跌倒，而不敢找工作。」

由於受中風的影響，左腳的下肢肌肉緊繃，首要動作是舒緩她的左腳肌肉。因而試著先讓她坐著，用拉力圈將拉筋器固定在不能伸直的右腳（圖 4-3-1），坐著並用雙手的力量伸展小腿，接著讓她扶著走步機，上半身變挺直站著拉筋，並讓她重心回到腳跟，使垂足的右腳可以較平的踩在地面上。

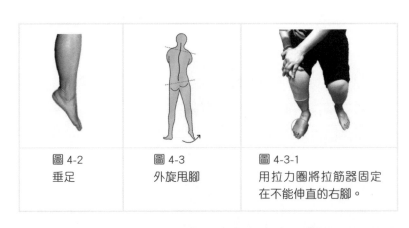

圖 4-2
垂足

圖 4-3
外旋甩腳

圖 4-3-1
用拉力圈將拉筋器固定在不能伸直的右腳。

透過一對一的指導練習，在服務結束前問李女士有沒有幫助？她笑著說：「當然有，走路變穩了。」她也發現：「走路時四腳拐接地的聲音變得清脆且節奏變和緩。」，她笑著說：「自己自由了！」要帶著信心開心回去做自療運動；女兒也笑著說：「媽媽自由了，我也自由了！我可以開始準備回去工作了！」

為什麼要學走路？

02

「走路是人的本能，為何還需要學？」儘管走路人人都會，但並非人人都走對了。

只要有站起來走路的心，不論是拿拐杖或是坐輪椅，不論病情多嚴重，「只要肯努力，一定有進步的空間」。

如何維持正確走路姿勢

「走路是人的本能，為何還需要學？」儘管走路人人都會，但是並非人人都走對了。

以下是我在上課時，最常問學員的問題：

①「走路有拖地的聲音是正常的？」

　答案：只要正確走路，應該是不會有拖地的聲音！

②「中風病人常站不穩，走路更沒力，是否不可能改善？」

　答案：只要正確走路，中風病人是有可能站的更穩、走的更久！

③「坐輪椅的人，可能再恢復到自己走路嗎？」

　答案：只要使用輔具，配合自療運動與正確走路，坐輪椅的人是有機會站起來練習走路！

從輪椅自己站起來走路的奇蹟！

「從輪椅自己站起來走路的奇蹟！」你能相信這樣的奇蹟發生嗎！？

拿拐杖的人能夠站更穩、走更久，不在於做什麼事（do），而在於不做什麼事（undo）。如果將錯誤的原因修正，控制自己少做錯誤的事，少做傷害自己的事，最重要的是治因不治果，加上學會如何正確使用身體，就可能發生奇蹟。

例如：拿拐杖的人因為怕跌倒，所以身體前傾、頭看地下走路、走路的重心在前腳掌。結果卻因為身體重心前移，反而更容易跌倒。只要配合助行器，練習將走路的重心回到腳後跟，走路就可能變平穩。

如果你自己本來就有走路能力，為什麼卻選擇坐輪椅？一方面可能是照顧者用自己的觀點，為了安全怕你跌倒，或是你自己擔心跌倒。如此一來，久而久之反而造成下肢的肌肉不斷的萎縮，更沒有行走的能力，最終將身體約束在輪椅上。

其實，只要配合助行器、步態訓練與肌力訓練等，就能逐步改善。先由坐到站，等到站穩了，就可以練習用助行器走路。再進步為拿二隻健走杖走路，最後拿一隻拐杖走路，透過生活中不斷地練習，逐漸進步並找回自己走路的信心（圖 4-4）。

所以，坐輪椅的人站起來自己走路，是有機會的！

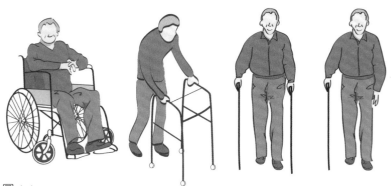

圖 4-4
坐輪椅的人站起來自己走路，是有機會的！

中風病人也能走得穩

　　曾先生，70多歲，身材高大，因中風而在做居家復健，必須配合助行器做走路訓練。由於他習慣穿寬鬆大的拖鞋走路，加上他因為怕跌倒，常用頭看地下的步態走路。結果因為身體前傾，造成走路一直呈現快要跌倒的姿勢。瘦小的看護為了不讓他跌倒，整個人就像拐杖一樣，勉強撐著高大的曾先生搖搖晃晃走路。

　　為了改善曾先生中風後站不穩的問題，先針對他偏癱的腳增加楔型墊做支撐（圖4-5），然後要求他走路時不可穿拖鞋，必須穿著包覆性高的涼鞋（圖4-6）。最重要的是教他：拿助行器走路時，要將重心放在腳跟不可以放在前腳掌（圖4-7）；頭必須抬起來不可以駝背，雙眼平視前方，不可以看地下。

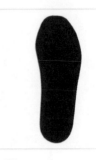	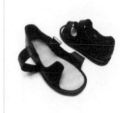	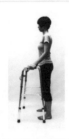
圖 4-5 改善中風後站不穩，針對偏癱的腳增加楔型墊做支撐。	圖 4-6 走路時不可穿拖鞋，必須穿著包覆性高的涼鞋。	圖 4-7 拿助行器走路時，要將重心放在腳跟。雙眼平視對方。

經過幾次的練習後，曾先生要求我們不要扶他，他想試著自己拿助行器走走看；沒想到奇蹟真的出現了，他有辦法自己走路了，同時他的臉上也露出得意的微笑。接著他越走越順，速度也逐漸加快，反而是看護因為擔心他跌倒，一直提醒他走慢一點、走慢一點。

坐輪椅「站起來走路」不是夢想！

回想起自己服務過的一位 50 多歲張先生，是位虔誠的基督徒；中風二年多，右側偏癱，住在養護之家持續做復健。因他向關懷的牧師反應，對於復健的進展覺得很沮喪，因而促成我與牧師共同關懷的參訪行程。

每次我在服務前，都會詢問個案：「身體有何困擾？對此次服務的目標為何？」當我詢問他對於我服務的目標為何時，很訝異他的期望是「可以像一般人一樣，不拿拐杖也可

以走路」。天呀，我覺得自己被考倒了，因為這個目標對我而言太難了！

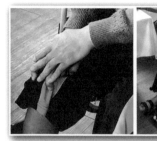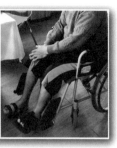

圖 4-8
將半圓拉筋器套在右腳，伸展腳。

評估後瞭解：他的右半側的手與腳皆偏癱使不上力，除了早上復健時拿四腳拐做復健與走路外，其他日常活動皆以輪椅為主。我請他用四腳拐走路給我看時，他必須很小心的低頭看地下，才敢吃力且不平穩的移動。

我建議他，是否可以先將目標設定為「拿拐杖可以走路」。要達到此目標之前，必須先將緊繃的右腿肌肉放鬆，讓偏癱的右腳必須施一點力量，這樣才不會讓左腳因過度使用而受傷，變成連走路都有困難。

他同意我的建議後，由右腳的伸展開始做起；我請他採取坐姿，將半圓拉筋器套在右腳上（圖 4-8），並提醒他伸展過程一定要將腳跟放在地上。接著請他將偏癱的右手掌平攤在右腳的膝蓋上，再用健康的左手壓在右手上，然後配合上半身前傾的姿勢施壓右腳。目的在於讓偏癱的右手與右腳小腿的肌肉可以同時被伸展。

在練習伸展過程中，一再提醒他要溫柔、要慢，不要將肌肉弄痛，身體才不會反抗。同時要求他每 15 秒要停一

下，讓肌肉休息一下再繼續伸展；如此重複伸展。同時逐步讓腳底踩拉筋器的角度增加，再慢慢增強伸展的力道。

此時，牧師很善巧地教導，單純的數 15 次會很無聊，建議他可以在心裡說「哈利路亞！主啊，我愛祢！」或是改為祈禱「感謝讚美主～感謝讚美主～想個七～十二次，差不多就 15 秒了」。

重複做幾次右腳伸展後，張先生的臉上露出不同的表情，他很訝異的說：「右腳真的有感覺，右腳真的有感覺了！」一般中風病人的腳很難產生感覺，因而無法有效的控制反應。將這樣的動作前後重複做了約 15 分鐘，並教導他後續如何持續做這些運動後，接著開始進入走路的挑戰。

這時衛教他翹腳尖穿鞋的正確方法與重要性後，先讓他拿二隻高度及胸的拐杖練習走路，再慢慢進步到左手拿一隻拐杖走路（圖 4-9）；過程不斷提醒他走路的每一步的第一個動作，一定要腳跟著地。而且要抬頭看前方，不可以低頭看地下。也不斷鼓勵他，如果想要和牧師一起回台東故鄉，必須先將自己復健好，要讓自己能夠走路；鼓勵他走路一定要抬頭看前方的美女與美麗海景，如此人生才會有希望。

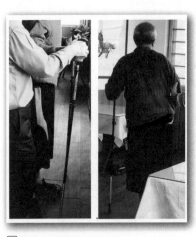

圖 4-9
拿健走杖練習走路。

看著他的步伐逐步的進步，臉上產生喜悅的表情；很高興自己的努力看到了一些成果，也讓他看到了進步。結束練習課程前，問他過程的感受為何時，很高興聽到他說：「右腳變的比較有力量了！」

課程結束後，由牧師帶領他做禱告，看著他低頭輕聲哭泣，自己心中產生一種：「人生病了真的很無奈」的辛酸感受。因而一再鼓勵他要努力復健，要將自己身體健康準備好，目標朝向準備和牧師一起回台東故鄉做義工而努力復健走路。

後記

個案服務不只是要提供方法，讓他的健康見到進步性，更重要的是要幫他找到努力的目標，要讓他的人生有希望，才會由心中產生健康的動能。只要產生了努力的心，「不論生病偏癱手腳的復健結果如何，一定可以讓復健的過程不一樣」。

昔日曾在電視影片上看到佈道大會，由於神的力量讓坐輪椅不能走路的人產生奇蹟，自己站起來走路。我回想起自己的服務也曾出現類似的奇蹟，只是每個個案我必須花一二個小時的努力，才可能出現奇蹟。最後的心得是，只要個案有站起來走路的心，不論是拿拐杖或是坐輪椅，不論病情多嚴重，「只要肯努力，一定有進步的空間」！

想要健康，從學走路開始！

03

走路看起來是人天生的本領，似乎不需要學習。但是如果不注意，也會走出問題。許多人走路姿勢不正確，相關肌肉力量不夠強。長期下來，就會腰痠背痛，導致跌倒。究竟有那些人需要學走路？是否每一個人都可以學會正確走路？

需要學走路的族群

①健康促進：期望改善呼吸、心臟、循環和肌肉系統、提升攝氧能力、改善慢性疾病者。

②預防跌倒：銀髮族、幼兒學步、腦性麻痺、後小兒麻痺、帕金森氏症、中風患者。

③失能族群：改善行走與活動的能力。

④美麗需求：瘦身美體、促進年輕體態與步態。

3 歲～ 92 歲都可以學走路

有一次在教一位 70 幾歲的老奶奶學走路時，她說都七老八老了，還有需要學走路嗎？我笑著跟她說：「我的學生從 3 歲到 92 歲都有成功的經驗，70 幾歲還算年輕，可以學！」

3 歲小朋友因為還不太能完全了解步態訓練，只能辛苦的從陪伴玩企鵝用腳跟學走路做起。92 歲老奶奶因膝關節退化，加上肌力不足，必須配合二隻健走杖才能抬頭挺胸走路。

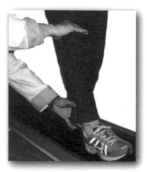

圖 4-10
步態訓練過程。

有一位 85 歲的老爺爺，由當醫師的女婿陪伴來求助，進來時由看護幫他推著輪椅。他訴說年輕時常常爬山，但是年紀大了之後，這幾年因為腳跟痛及膝關節退化而不太敢走路，所以現在都長期依賴輪椅。

評估之後發現：他的腳跟因為老化脂肪層變薄，造成走路時神經被壓迫，運用功能鞋墊加上吸震材料幫助後跟減壓，疼痛的現象就可能立即舒緩。至於膝關節退化的問題，則教他自己伸展

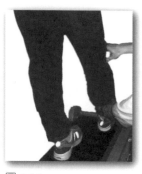

圖 4-11
步態訓練過程。

小腿與按摩大腿肌肉，以舒緩肌肉於膝關節產生的壓力。

在進一步教他穿鞋與走路的方法之後，出現了奇蹟：平常都坐輪椅的他，居然有辦法拿四腳拐自己走路，而且他越走越起勁，有一種欲罷不能的感覺。反倒是我勸他「要不要休息一下！」他則笑著說「不知道我還可以自己走路，不用靠別人幫我推輪椅，太高興了！」這樣的奇蹟故事，也是自己最快樂的回憶。

失能個案也可以學走路

　　昔日，自己認為只透過足部輔具的介入，難以幫失能者克服走路的障礙，所以遇到這樣的個案時，自己都不敢抱著太大的期望。

　　沒想到，有一次到教養院執行長期的研究計劃後，讓我產生極大的震撼。不論腦性麻痺或智能障礙者，只要讓他／她穿對足部輔具，經由助行器，或將半圓拉筋套在鞋子上（圖4-12）做步態訓練（圖4-13），甚至使用輪椅的個案，用懸吊系統輔助（圖4-14）做走路步態訓練後，都可能在一個小時內，立即看到明顯的進步！

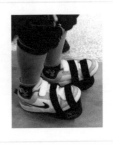

圖 4-12
只要穿對輔具，將半圓拉筋套在鞋子上，幫失能者克服走路的障礙。

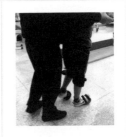

圖 4-13
過足部輔具的介入做步態訓練，幫失能者克服走路的障礙。

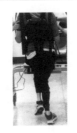

圖 4-14
使用輪椅的個案，用懸吊系統輔助做步態訓練後，有明顯的進步！

一位 18 歲活潑的男性腦性麻痺個案，他帶著陽光般的微笑，但是走路時肩膀左右大幅擺動。評估後發現：他也是個鞋子鬆大的個案，下肢肌肉呈現緊繃的狀態。用足壓測試片，發現走路重心過度前傾及偏外側。他媽媽也很訝異，為何可以由腳型發現他兒子有腰背痛的症狀，而她居然不知道自己的兒子有此困擾。

　　後來，使用矯正鞋墊，並經過如何穿鞋走及走路的衛教後，媽媽走在後面，用手拉著他的頭髮使頭擺正，沒想到奇蹟出現了：經由不斷修正走路步態，他的左右大幅擺動姿勢產生了極大的改善，走路摩擦的聲音不見了，人也變得挺拔，不再駝背與身體向前傾。他笑說：「自己的身高也長高了！」大家都很訝異經由輔具及步態訓練，居然連腦性麻痺的個案也可以見到明顯的成效！

　　在教養院中，經常會遇到唐氏症及智能障礙的個案；由於先天的障礙，這些族群很容易見到扁平足合併拇趾外翻的問題，以及走路過度前傾的現象。雖然先天的肌肉張力弱而合併扁平足是個無法避免的困擾，但那些同時合併嚴重拇趾外翻的個案，有很高的比例都是穿著過度鬆大的鞋子。因為這樣才使得大拇趾在走路時，往前擠到鞋子較尖的前端而變形。也就是說，他們的拇趾外翻是因鞋子太鬆大所造成的！此原因如果不改善，任何的處置都不易見到成果。

　　此外，走路過度前傾及走路聲音大的現象，也常見於這些族群的身上。但大部份人對於這樣的現象常視為理所當然。然而，透過這次的研究個案發現，經由穿鞋的衛教及步態訓練課程，例如將拉筋器置於腳掌用腳跟走路，用腳尖踢足球的動作訓練抬腿，或辛苦點蹲在地上抓著腳帶

動正確走路，用這些方法訓練步態，對於智能障礙的個案也可以看到成效！

如果還要找藉口不及早練習正確走路，在看過眼睛失明的個案，練習後也驚訝地看到改善成效，明眼的人們更沒有理由說錯誤的走路習慣是無法改善的！

所以，只要肯做步態訓練，任何障礙者皆可得到改善的成果！

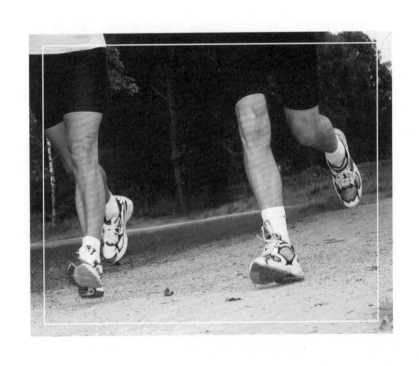

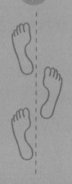

PART 5

錯誤走路，
病痛找上門

怎麼走路超重要！

當你看到有人走路呈現內八、外八，或是走路沉重、彎腰駝背、走路左右搖擺……，如果有這一些走路姿勢，小心帶來腰痠背痛或其他問題。

看似簡單的走路，其實牽涉到全身的肌肉、骨骼、內臟與神經系統，因此「錯誤步態」，不只影響到腳，恐對健康造成傷害，不容小覷。

別讓錯誤步態影響你的健康

01

走路的速度在 20 歲左右達到高峰之後，每十年下降 20%。隨著年齡增大肌肉流失，當小腿肌肉萎縮無力時會使身體往前推進的力量減少。

老年人有多種疾病共同存在時，步態也常會出現多層次的功能缺損，影響的嚴重度就變得很複雜。

什麼是步態

人走路有賴於全身系統的協調作用及動作控制，包含骨骼肌肉關節的連結、維持站立與平衡的平衡感、啟動與持續規律步伐的運動能力，加上接收各項感覺並統整後，傳遞執行動作訊息的神經控制系統，才能完成推動身體行走、衝擊吸收、穩定站立與走路的等功能。

步態 (Gait)，指的是走路方式，不只是腳部的動作，而是整個身體動態時的整體表現，是一種用科學方法來分析走路時關鍵特徵數據的方法，可透過足部量測設備，創建走路的生物力學模型。

老化步態的特色

隨著年齡增加，老化會使全身系統功能衰退，導致平衡能力變差、關節僵硬、肌力變弱等，進而造成行走功能

降低，走路平衡感變差、彎腰駝背、速度變慢、雙腳抬起較少、整個腳掌同時著地、雙手擺盪幅度減小等現象，並且容易導致跌倒、活動度及認知功能減低等影響。

老化的步態主要有以下幾項特點：

①速度與步長縮短：走路的速度在 20 歲左右達到高峰之後，每十年下降 20%。隨著年齡增大而流失肌肉，當小腿肌肉萎縮無力時，會使身體往前推進的力量減少。

②雙腳站立期增加：當雙腳同時著地的時間增加，代表單腳擺盪期的時間縮短，每一步的步長也因而減少，可以代償平衡感變差，會有擔心跌倒的壓力。

③步頻不變：隨著年齡增加，每分鐘走路的步伐數並不會減少。

④關節活動度減少：會因為腹部肥胖、腹肌無力、髖關節曲肌較緊，造成走路時骨盆前傾而使腰椎前凸、步寬縮小、走路用代償性外八來增加外側穩定度。

異常步態的影響

在臨床上，根據感覺、動作功能的差異與解剖位置，將走路障礙分為低／中／高階三類，此一分類方法是為方便我們將步態障礙影響的程度作整理。但是當老年人有多種疾病共同存在時，步態也常會出現多層次的功能缺損，影響的嚴重度就變得很複雜。

表 5-1 走路障礙低／中／高階三類分階影響程度

	解剖位置	病理	影響
低階缺陷	是指中樞神經系統以外，含骨骼、肌肉、週邊感覺或動作神經系統	骨骼肌肉問題、肌肉病變、週邊感覺神經損傷、週邊動作神經損傷、前庭功能疾病、視覺失衡	主要負責回饋與執行走路動作，常見於關節炎、肌肉病變、神經病變等原因，而導致肢體變形、承重疼痛及局部無力。
中階缺損	大腦皮質、基底核、小腦、脊髓	維他命 B_{12} 缺乏、脊髓病變、帕金森氏症、酒精引起小腦失衡、腦中風痙攣	主要負責維持站立、平衡、移動動作的控制相關。問題來自於中樞系統選擇性的對姿勢或移動反應的執行，造成走路時感覺及動作調節中斷。
高層缺損	前額葉、大腦皮質	常壓水腦、晚期帕金森氏病、失智症、害怕	主要負責解讀、整合感覺訊息後，對需要的活動做選擇，及組織合適的動作計劃能力。在高層認知功能變差時，神經處理速度變慢，有時候步態反應差、害怕跌倒，步態的特色較不具特殊性。

身體歪斜，小心痠痛上身

02

痠痛不是一天造成的。避免痠痛，徹底解決問題，首先要了解體態自我評估，找出錯誤的姿勢。

鍛鍊美好體態、有力步伐，和自己的身體好好相處，是維持健康的關鍵。

身體痠痛跟你的體態有關

身體痠痛是我們日常生活當中、最容易遇到的健康困擾。痠痛的原因非常多元化，最常見的狀況是，當身體的前後左右出現不對稱的狀況，肌肉系統失去平衡，骨骼系統產生歪曲或偏移，就會使得身體出現不適。

日常生活中的坐姿、站姿、走路步態，或是由於身材、情緒、身體受傷，都會改變肌肉骨骼系統的平衡，並造成身體痠痛。

表 5-3 異常體態與原因

體態改變狀態						
原因	肥胖增加身體負擔	壓力或鬱悶影響姿勢	肢體外傷產生代償動作	歪坐、久坐、翹腿	斜站、三七步	駝背、重心前傾

預防疼痛關鍵在於肌肉平衡

人體的每一條肌肉，都有相對應的另一條肌肉與它產生相反的作用，稱為肌肉對。

肌肉都是成雙成對在運作，而二條肌肉彼此之間的拔河運動，就會移動骨頭的位置與促進動作；如果作用力過度，就會促使身體的姿勢產生扭曲與歪斜。

不只張力太強的肌肉會使身體的姿勢產生歪斜，太弱的肌肉亦會促使正常的肌肉產生相對的張力；所以保持姿勢完整性與預防疼痛的關鍵，就在於成對肌肉之間的平衡。

表 5-4 腿型與肌肉

腿型	標準腿型	X 型腿	X 型腿	O 型腿	O 型腿
特徵	五點接觸	膝蓋接觸	腿部肌肉內長外短	腳踝或腳趾接觸	腿部肌肉外長內短

足部異常，出現各種不同的歪斜體態

由於腳是人站立或走路的基礎，所以，常見的體態歪斜的主因，常是來自於足部的異常。只要腳異常，就會出現各種不同的歪斜體態，例如單腳出現扁平腳，或是用三七步站立，就可能出現脊椎側彎的體態；站立時，若膝關節過度反弓，就會出現鮪魚肚的體態；站立時，重心若放在腳掌，就會出現鮪魚肚、駝背的現象。

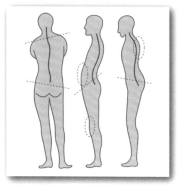

圖 5-1
足部異常，出現各種不同歪斜體態，脊椎側彎、鮪魚肚、駝背。

改善錯誤走路體態

錯誤的走路方式，會讓人的體態歪斜，例如走路窄步態的人容易出現 O 型腿的體態，走路寬步態的人容易出現 X 型腿的體態；走路步距過大的人容易出現駝背的體態。

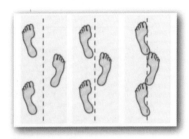

圖 5-2
寬步態容易出現 X 型腿、正常步態、窄步態容易出現 O 型腿。

為何下肢肌肉無力容易出現 X 型腿

戴同學長得又高又帥，由於腦部先天的傷害，因而身體動作的能力較弱。因實習單位需久站、久走，造成足部產生不適而來求助。

經評估後發現，他的雙腳屬於嚴重的扁平足，雙足後跟歪斜外翻，而且雙足舟狀骨與第一蹠骨已接地而於腳底出現厚繭。由於他的下肢肌力較弱，因而站立時腳趾呈現用力抓地的現象，而出現爪型趾，加上他身材很高，所以站立時，雙腿呈現 X 型腿與寬步態，並將重心放在腳的內側來支撐上半身。

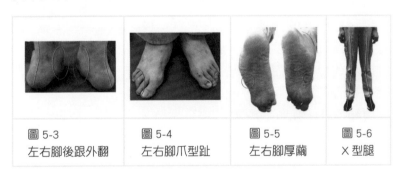

圖 5-3 左右腳後跟外翻	圖 5-4 左右腳爪型趾	圖 5-5 左右腳厚繭	圖 5-6 X 型腿

當心跌倒造成致命傷害

03

　　錯誤的走路，對步態最大的健康風險在於跌倒，特別是高齡的跌倒，身體健康狀況再好的人，只要一跌倒都可能會產生嚴重的傷害。

　　跌倒，最容易出現在走路時重心前傾、又駝背的步態，不論是老人或小朋友，只要重心沒掌握好或踢到地上物，就會出現跌倒的現象。

1/6 的老人有跌倒經驗

　　根據國外的統計資料，高達 1/6 的老人有跌倒經驗，35 ～ 40% 老年人每年至少跌倒一次，其中 10% 會反覆跌倒，每跌倒十次有一次會造成嚴重傷害，例如關節骨折、永久性殘障、頭部外傷、顱內出血甚至死亡。所以，如何預防高齡長者走路不要跌倒，是件很重要的事情。

　　跌倒，最容易出現在走路時重心前傾、又駝背的步態，不論是老人或小朋友，只要重心沒掌握好或踢到地上物，就會出現跌倒的現象。

患有帕金森氏症的洪老闆，可以安穩走路

　　洪老闆 65 歲，平時熱心於扶輪社的公益活動，活動能力非常好。但是近年突然出現肌肉緊繃疼痛、身體無法伸直、肢體動作僵硬遲緩、靜止時顫抖、走路姿勢與步態不

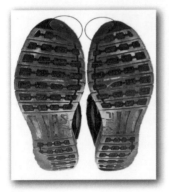

圖 5-7
鞋帶沒有好好固定，使鞋子呈現鬆大、鞋尖底部嚴重磨損。

穩定等諸多異常現象。經過醫師診斷，才知道是患有帕金森氏症的問題。由於平衡反應也變差，因為擔心走路跌倒，而由家人陪伴來求助。

經評估後發現：他全身肌肉因姿勢長期前傾，而呈現緊繃的現象，用手綁鞋帶的動作不順利，因而鞋帶沒有好好固定，使得鞋子呈現鬆大的現象，鞋尖的底部也呈現嚴重磨損的外觀。走路時，眼神向地下、用小碎步拖地走路，身體呈現駝背前傾姿勢。

帕金森氏症的臨床特徵

帕金森氏症是一種中樞神經系統慢性的退化性失調，主因為腦中控制運動的細胞遭到破壞，而產生各種動作的障礙，是一種難以逆轉的神經退化性疾病。好發於 50 至 60 歲，年齡越大發生機率越高，且以男性較多。

隨著全球老年人口增加，患帕金森氏症的患者人數就會加倍。這個疾病不一定是老年人的專利，近年來發現不到 40 歲的人身上也會發生。

自療處置的方法

身體肌肉緊繃已經對他的活動能力產生嚴重影響，因而先教導他用木球加上自己的體重，躺著做主動式深層按

摩緊繃的肌肉；做沒多久後，他臉上露出輕鬆的微笑說：「身體輕鬆多了！」

　　接著教他用拉筋器來放鬆緊張的肌肉骨骼系統，以增進關節的柔軟度及活動度。步態訓練前，先運用足部輔具來增加他站立的穩定性，接著運用落地鏡，藉由視覺的回饋，讓他自行調整步態和姿勢，並且不斷提醒他：「走路一定不可以看地下，要將身體重心放在後跟。」訓練時，他家人也笑著說：「爸爸走路的樣子變年輕了！」

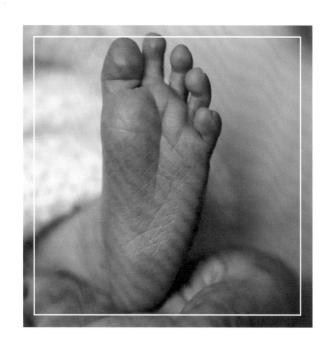

走路姿勢對不對，從鞋底看健康

由鞋子的磨損來評估步態，是個最準確且又有效的辦法，因為鞋子外觀變化是主人走路所累積出來的成果，不會因為一次暫時性的錯誤走路，就產生極大的影響。

鞋底的磨損能透露什麼訊息？由左右腳的鞋面及鞋底做相互比對，可了解身體平衡的狀況，包括長短腳及脊椎側彎。

04

鞋子磨損與步態的關聯

理論上，鞋子穿久了之後產生磨損是正常的現象。但是，如果錯誤走路，尤其是駝背的人，鞋子的底會磨損的特別快，鞋頭也易於出現踢到的痕跡。走路有高低肩體態的人，左右腳的後跟就容易出現不同的磨損。

由鞋子的磨損來評估步態，是個最準確且又有效的辦法，因為鞋子外觀變化是主人走路所累積出來的成果，不會因為一次暫時性的錯誤走路，就產生極大的影響。例如走路聲音大的人，幾乎都是穿著偏鬆大的鞋子，用前足先接地使得鞋尖產生異常的磨損、鞋子後跟產生嚴重摩擦拖地，而且幾乎都是用駝背的姿勢走路。

進一步留意那些手拄著拐杖、走路駝背嚴重的個案，有很高的比例也都是此類型的步態，他們走路時屁股就像有千斤重的負擔、易腰痠背痛。走路聲音大的人，大部份

會合併駝背，而且容易出現身體痠痛與足部疼痛的困擾。如果能夠用正確的步態走路，就會讓你抬頭挺胸，心情也會隨著改變而充滿自信，別人也會對你另眼相看。

女兒走路容易跌倒，原來走路姿勢不對！

曾經遇到一個小朋友的媽媽，抱怨她家女兒走路容易跌倒，而且鞋子常穿不到二個月就會嚴重磨損；經檢查其穿過的舊鞋，其實問題的主因出在於她家小朋友習慣用前足腳尖踮腳走路，並且後跟嚴重拖地所造成。

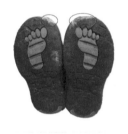

圖 5-8
前足鞋尖過度接地

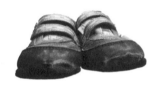

圖 5-9
鞋頭產生磨損

鞋子左右腳不同磨損的意義

人類走路的步態千變萬化，由左右腳的鞋面及鞋底做相互的比對，可了解身體平衡的狀況，包括長短腳及脊椎側彎。如果左右腳後跟磨損有嚴重的差異時，經常會有脊椎側彎的現象；當左右腳後跟同時有嚴重磨損者，經常會見到 O 型腳或膝蓋退化的問題。

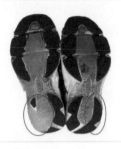

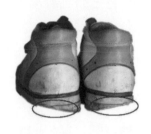

圖 5-10
長短腳鞋－後跟磨損

圖 5-11
長短腳鞋－後跟高低差

沒想到低頭走路對健康傷害那麼大！

潘奶奶由女兒與孫子二人陪同，拄著拐杖，踏著沈重且急促的步伐來尋求服務。奶奶訴說十幾年前因車禍，右腳的腳踝因嚴重骨折而用釘子固定，因為代償運動的關係，後來左腳的膝蓋及髖關節都做了人工關節手術；這期間她一直努力用游泳做復健。

近年因為走路越來越不穩而停止游泳，體重也突然暴增，現在連站都很吃力。由於走路怕跌倒，習慣彎腰駝背低頭走路，竟然常在路上撿到一塊錢。

長短腿的臨床特徵

由於人類是靠雙腳站立走路的動物，如果腳歪掉了，當然骨盆和脊椎也會受影響。人類無法歪著頭走直線，當左右腿因足弓或髖關節異常，產生假性的長短腿，骨盆就會產生歪曲或偏移，並促使身體的姿勢產生扭曲與歪斜做代償，嚴重者會讓膝蓋、髖關節產生異常的磨損，或產生

脊椎側彎等結構的異常。

臨床上所見的長短腿有極高的比例為假性長短腿（外觀性的長短），而非結構上的長短。一般常見的長短腿產生的主要因素有下列幾項：

①骨盆傾斜：導因於髖關節力學上的運動變形。

②肌肉萎縮：導因於小兒麻痺病毒感染、跟腱縮短、肌肉停用或少用。

③關節變形：導因於關節炎的病變。

自療處置的方法

由於潘奶奶有明顯的長短腿的動作，走路左右擺動，不只左右腳的腳掌長厚繭，右腳腳跟因踩不到地而用腳掌蹦著腳站立，全身肌肉特別是下肌緊繃，拿著助行器請她站著做肌肉評估就滿頭大汗，沒有一會兒就抱怨說：累了要休息一下！

她站立的時候怕跌倒，用右腳掌接地站立，造成身體的重心往右前方傾斜而站不穩。處置過程找盡各種伸展及按摩的方法，皆無法讓潘奶奶的右腳腳跟踩地，最後反而是她建議，讓她背對牆壁，然後手握助行器，這樣她就敢直著上半身做屈蹲運動與伸展；接著在她孝順女兒耐心的陪伴下，奶奶的右腳腳跟總算踩到地上了，連她自己都很訝異此奇蹟！

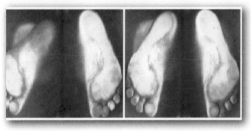

圖 5-12
處置前（左圖）與處置後（右圖），右腳腳跟總算踩到地上了。

接著，使用訂製鞋墊的方法，彌補她左右腳的落差，再配合步態訓練，總算讓她可以抬頭挺胸用腳跟踩地走路。訓練過程她很高興的訴說，以前習慣低頭走路而常在路上撿到一塊錢，沒想到低頭走路對她的傷害有那麼大！

前後花了二個半小時，潘奶奶總算能夠不用女兒攙扶，她在清脆且節奏穩定的拐杖聲，笑著走出門，而她女兒也高興的說，不用再擔心媽媽一個人在家裡跌倒的風險了！

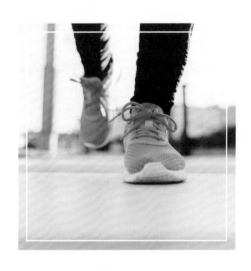

PART 6

選對鞋，降低
老化少動問題

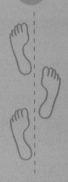

我們經常忽略正確選擇鞋子，常因為錯誤的穿鞋而影響走路。
例如穿著太鬆、太大、太軟、太尖的鞋子、穿高跟鞋去爬山、
穿拖鞋去運動，就會嚴重影響到走路的能力。

雖然穿高跟鞋滿足了很多女人的需求，但它就像女人的「美
麗負擔」，足部的傷害也是不得不去重視。

嚴重腳痛，人生變黑白，甚至想尋短

01

> 腳痛到人生變黑白，心情壞到得憂鬱症，先生怕老婆出事而陪她到處求助。
>
> 竟發現問題出在錯誤的觀念：因為穿太大尺寸的鞋子，走路施力時避開會痛的腳後跟而產生錯誤步態。

走路產生障礙的原因

生理與心理對走路產生障礙的原因包含服用藥物、視聽障礙、認知功能、害怕跌倒等因素；這些因素都會影響到走路的能力，甚至產生跌倒的風險；其相關內容可參閱本書的 Part 3-02〈老人為何容易跌倒〉。

從事足部健康服務，常遇到一些故事令人不捨與心酸；患有嚴重腳痛的成年人，嚴重到人生變黑白，甚至想自殺。曾經有一對中年夫妻一起來求助，我笑著跟他太太說：「您好幸福，您先生願意陪你來看腳」。結果先生很嚴肅的說：「才不是呢，是因為怕她腳痛到要自殺，所以才陪她一起來！」

服務時最怕遇到那種腳形很漂亮，身體一切狀況都很好，但是腳痛的程度比任何人都嚴重。最後找到癥結所在，幾乎都是出在大家都不在意的基礎問題——錯誤選鞋、錯誤

穿鞋、錯誤走路。

長期腳後跟痛到人生變黑白，找到病因了

　　張小姐是位 40 多歲的電子工程師，由於腳後跟疼痛快
7 年，雖然持續治療但是一直沒辦法改善，由幫她做運動治
療的物理治療師與先生，陪她從新竹專程來求助。來訪時，
隨身除了攜帶好幾袋買過的鞋子
與足部輔具，她先生還體貼的帶
了一張隨身小折摺疊椅，讓她走
路腳痛時可以隨時坐下來休息。

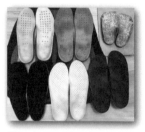

圖 6-1
因腳痛訂製好幾雙醫療矯
正鞋墊

　　服務前，她分享這幾年來腳
痛的心酸血淚故事，她訴說幾乎
看過所有的骨科與復健科名醫，
上過一堂 1500 元的運動治療課
程，也訂製了好幾雙的醫療矯正
鞋墊（圖 6-1），甚至她先生還幫
她黏了一雙二層軟底的 EVA 拖鞋
（圖 6-2），但是都沒有解決她後
跟痛的問題。

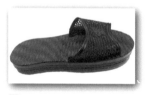

圖 6-2
黏了二層軟底拖鞋

　　評估過程中，發現她的腳是
我最害怕的：足型非常漂亮，不
像是會痛的腳，卻造成腳走路障
礙。我遇過好幾個這種腳的個案，
故事也都很像，都是年紀不大的中年婦女，腳型很正常，
但是腳痛到人生變黑白，心情壞到得憂鬱症，先生怕老婆
出事而陪她到處求助。

她們腳痛的原因：同樣是出在大家最不在乎的鞋子太大、太軟與走路問題；也都同樣出在錯誤的觀念，到處求醫想找到一個很特殊的病名，來解釋為何自己會腳痛。甚至有一位患者告訴我說：「她懷疑自己的基因有問題，所以才會看遍名醫！」也找到好幾個很特殊的奇怪病名，但是問題都沒解決。

在第一次的服務過程，我試著依照她的期望，幫她的腳後跟做舒壓的處置，並且一再強調不可穿太大的鞋子，走路一定要後跟先著地，要勤於做伸展運動。沒想到一個月後她又回來求助，隨身除了同樣帶著小折摺疊椅，腳後跟還多了痠痛貼布，腳一拐一拐的進來求助。最訝異的是她又拿出一雙尺寸偏大、裏面又增加了一雙新的功能鞋墊的運動鞋。

此次服務我很嚴肅的跟她說明：「她的腳沒有病，問題出在錯誤的觀念，因為穿太大尺寸的鞋子，走路施力時避開會痛的腳後跟而產生錯誤步態。」我向她解釋，如果她的腳有病，為何看過那麼多名醫，都沒有找到一個具體的病名，而且腳跟痛都沒有解決？

向她分享一個我服務過的年輕男生腳痛故事，他由媽媽陪同來求助時，進來時腳一拐一拐的，卻奇蹟似不痛的離開，他媽媽很訝異的再三確認，為何昨天在醫院還痛的那麼嚴重，怎麼可能今天能用力用腳後跟走路，而且腳反而不會痛？我向他媽媽解釋，如果腳痛的原因是出在錯誤的觀念而不是真的生病，那麼只要「不穿尺寸太大的鞋子，走路重心正確施力在腳後」，就可能出現奇蹟。

張小姐在我的激勵下鼓起勇氣，半信半疑的用力用後

跟走路，走到後來她的臉露出了不一樣的笑容，反而是他先生問她要不要休息，擔心她今天會不會走太多路又出問題。我笑著跟她先生說：「以後您只要帶著信用卡，陪老婆逛街購物、吃美食。她的腳沒有生病，可以放心去走路，帶她出去旅行，加油！」

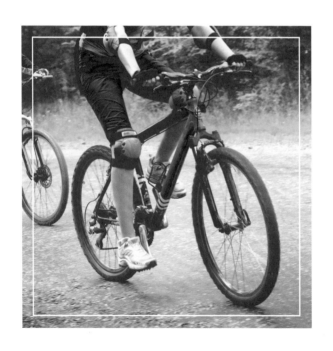

生病受傷對足部產生的影響

02

足部異常、下肢手術、身體病變等因素都會影響到走路的能力。尤其是腦部、神經、肌肉關節、病毒的病變對走路的影響又最大。平常最常遇到的是足後跟疼痛與足底筋膜炎的問題,它會嚴重影響到行走的能力與生活品質。

8 成的人有腳的問題

在一般大眾中,至少百分之八十的人有腳的問題。最常見腳的問題大部份來自於腳長繭、足部疼痛、足部結構變形、扭傷、不耐久站、久走,穩定性差易跌倒及腳臭等問題。其中最常見足的部疼痛部位如下(圖 6-3)所示。

臨床上最常見的足部疼痛以足後跟疼痛、足底筋膜炎、蹠底神經瘤及拇趾液囊腫四種為主,這也是應用足部輔具做為治療工具的最佳成功範疇。

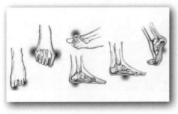

圖 6-3
常見足部疼痛部位

①足後跟疼痛:成因可能是鞋跟太薄、足跟的脂肪墊變薄、足底活動過度或是足型異常,例如扁平足。

②足底筋膜炎：由於蹠底筋膜被異常拉扯，引起變形與發炎反應，最常發病在中足的內側。其原因可能是異常足型造成足底活動過度、運動量太重或太快、久站久走、不當鞋具、體重過重等因素。

③蹠底神經瘤：最常發病在第 3 及第 4 蹠骨與趾骨間的趾縫位置，所產生的刺痛像被電到而難以行走；其成因以不當鞋具為主。

④拇趾液囊腫：由於拇趾外翻造成大拇趾關節外凸，形成厚皮及滑囊，容易因穿鞋摩擦而造成腫脹發炎。成因在於遺傳、扁平足、足底肌力的降低及不當鞋具所造成。

腳長骨刺寸步難行的陳奶奶，開心出國玩、看孫子

陳奶奶因腳跟長骨刺疼痛到不太敢走路，平常最遠只敢走到家附近的菜市場；曾經在醫院骨科、復健科及中醫治療二年，因未徹底改善而來求助！

剛來的時候因腳痛而走路歪斜，經使用訂製鞋墊二週後，來電致謝說今日逛百貨公司半天腳沒有痛，讓她覺得人生由黑白又變為彩色了！

再過二個月，她帶著一雙新鞋來尋求服務，很可愛的說，她不想讓別人以為她很窮只有一雙鞋可穿，所以帶新鞋再來訂製一雙鞋墊，正準備出國探視在澳洲的女兒。以前她因腳痛不敢出

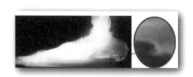

圖 6-4
足跟長骨刺的部位 & 骨刺外觀

國，現在已充滿信心。後來更讓我驚訝的是，她將與回台灣度假的女兒，女婿及孫子全家人一起過來訂製鞋墊。

足底筋膜臨床特徵

足底筋膜是位於腳底寬帶狀的扇狀筋膜組織，前方附著於五個蹠骨頭上，後方附著在腳跟骨的內側而穿過足底表面。平常走路或跑步時，足部承受全身重量時，這片扇形組織因而被伸張，做為足弓良好的支撐，提供適當的緩衝及彈性作用，並吸收地面的反作用力。

當我們腳底的筋膜被過度使用或受傷害時，就會出現發炎與疼痛的呼喚，提醒我們它已受不住了，如果我們輕忽，肌肉與骨頭於腳跟的連接處，只好用角質化或硬化來自我保護。由於這些角質化的組織大部份都位在肌肉的末端，很容易因刺激到神經而產生激烈的疼痛！

自療處置的方法

腳底會長骨刺的原因，有很高的比例都是由於長期穿著錯誤的鞋子，過度的走路或站立所產生；陳奶奶則是由於長期穿高跟鞋與鬆大的鞋子走路而產生此問題。

經由蹠底按摩、蹠底伸展運動、足部輔具的處置，再加上步態訓練後，她很訝異，走路時用力踩在腳跟的困擾明顯改善了，下肢也變得較具柔軟性。走路測試時她露出高興的微笑，陪她來的阿公也笑著說：「今年的新年又可以出國看孫子了！」

小腦萎縮患者，走路不再搖搖晃晃

張先生 60 多歲，已經小腦萎縮病變十幾年，總埋怨大家對他的病已經放棄！由於長期靠家人照顧，她太太已經累到全身痠痛！第一次上課時，他手拿一隻拐杖，走路搖搖晃晃的由太太扶他上台體驗訓練課程；我先讓他練習坐在椅子上做下肢伸展，然後要求他同時拿二隻健走杖，裸足在地板運動保護墊上走路。他奇蹟似的不再搖搖晃晃走路，因而獲得全場的掌聲。

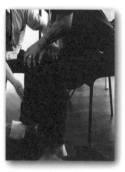

圖 6-5
小腦萎縮患者課前坐著做下肢伸展

張先生在課程中的感言是：「小腦萎縮症的病人平衡感不好，要靠訓練增加平衡感，才不會讓自己摔死；死之前要讓自己活得快樂，活得快樂就要讓自己不要出事，不要出事就要努力訓練自己。」

後來他提起勇氣報名參加連續三週的「足健康」研習營，藉由按摩、伸展與運動的系列課程，於最後一天的「平衡訓練」課程，他居然敢拿一隻健走杖加上一人的扶助，練習走「地板平衡木」；到最後一堂的「步

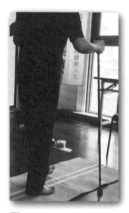

圖 6-6
健走杖訓練，奇蹟似不再搖搖晃晃走路

態訓練」課程，他竟然放下健走杖，先做深呼吸手做氣功手勢後，抬頭挺胸穩定的在地板運動保護墊上走路，他的奇蹟

進步不只獲得全場的掌聲，張太太也很高興的說：「你做到了。」我則笑著跟他太太說：「你自由了！」

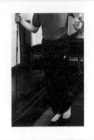
圖 6-7
敢拿一隻健走杖加上一人的扶助，練習走「地板平衡木」訓練。

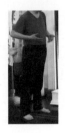
圖 6-8
走前氣功手勢

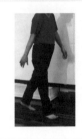
圖 6-9
最後一堂的「步態訓練」課程，竟然放下健走杖，徒手走路。

小腦萎縮症的臨床特徵

小腦萎縮症（簡寫為 SCA），病因不明，與染色體基因異常相關，是一種遺傳病，常因小腦的神經細胞被破壞或萎縮而發生症狀。由於身體的肌肉會不經意地收縮，造成肌肉產生變形，肌張力障礙，患者的肌肉及關節出現僵硬現象，腦部無法準確協調肌肉運動，導致身體動作逐漸失控而難以運動。

其症狀以漸進性的步伐不協調為主，站立時不能維持姿勢，走路動作搖搖晃晃，雙手會出現不隨意的震動並逐年喪失手部功能，也會出現語言障礙、眼球振動、大拇趾向腳背方向彎曲等異常現象。該疾病目前沒有任何治療方法，症狀

不可逆轉，只能舒緩症狀及減緩惡化進行的速度。

自療運動

建議他穿著具有穩定功能的足部輔具，拿二隻健走杖輔助走路；平常使用按摩球、拉筋器與拉力圈做主動式的運動；並藉由拋接米球的運動，來訓練腦部的靈活性。同時提醒他要留意走路與運動時的安全性。

如此，即可讓身體病變的影響降到最低，提昇自立生活的能力，也能讓照護者得到喘息，改善全家的生活品質。

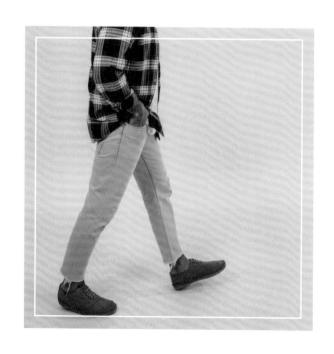

老化少動的負面影響

03

雖然一般人常將關節退化與年齡劃成等號，事實上，不論你的年齡是老或少，只要肌肉過度緊繃的人都同樣會有關節不適的現象。

平常缺乏運動和長期臥床的人，同樣都會出現肌肉無力、關節不適的現象，甚至影響到走路的能力。

9 成長者是「行動障礙症候群」高危險群

日前新聞報導，由台灣骨鬆肌少關節防治學會調查發現，約 9 成銀髮族是「行動障礙症候群」高危險群；男性患病風險為 89.8％，女性為 91.5％，數據顯示出台灣高齡族群的健康問題日趨嚴重，未來除了面對「失能」帶給家庭及社會的負擔加重，也增加其他疾病致死機會。

大部份的人誤將「症候群」視為一種疾病的名稱，其實它的定義為：當某種疾病出現時，同時出現相同的臨床特徵、症狀、徵象，然而實際的病原、確定診斷的疾病名稱或相關生理變化「可能是無法確知的」，因而只好將這些不同的症候做一個統稱。

「行動障礙症候群」的主因包括老化、骨質密度和肌肉量下降有關。高危險的人容易出現骨折、骨質疏鬆症、肌少症、退化性關節炎、握力不足、跌倒和失能等風險或

症狀；其中骨折的影響最大，最容易造成失能，而「行動障礙症候群」是造成骨折的最重要原因。若要根治骨折，除了要配合醫師的治療外，一定要固定做運動強化肌力來增加骨頭的支撐力，再搭配曬太陽補充維他命 D，有效提高骨密度，就有可能不倚靠輪椅或拐杖自己走路。

要改善「行動障礙症候群」的風險，除了從疾病管理、醫療與營養治療外，更應著重在全方位預防疾病所帶來的失能。參考北歐國家推動高齡族群肌耐力運動體能訓練，養成規律的運動習慣，強化心肺功能與肌耐力，不僅能強化年長者自立生活的能力，也能有效預防年長者失能，同時由根本改善「行動障礙症候群」的危機。而所有運動中，走路是最好的有氧運動，也是最適合高齡做的運動。

退化性關節炎的廖奶奶，膝蓋不痛了，而且能走路！

廖奶奶已經 70 多歲，由孝順的女婿專程由台中陪她來求助；女婿訴說丈母娘與他父親的狀況類似，他的父親在經過我的協助後回家能正常站與走，讓鄰居們都很訝異，也不必再擔心父親不敢走路或跌倒。

廖奶奶訴說年輕時因為做粗重的水泥勞力工作，習慣穿鬆大的工作鞋，平時走路又快又急，老了後患有嚴重的退化性膝關節炎，雙足膝關節內側磨損腫脹，並呈現明顯的 O 型腿；看了多位骨科醫生，都建議要開刀換人工關節，但她期望開刀前做最後的努力，祈求能夠有奇蹟出現！

讓我想起一位老農夫於醫院就診時說的俚語：「種田人年輕時用命犁錢，老了只能用錢犁命。」

平時在馬路上常見到過度勞力的工作者，特別是做清

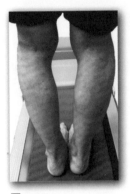

圖 6-10
嚴重的退化性膝關節
炎呈現 O 型腿

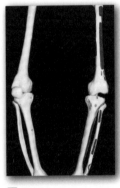

圖 6-11
雙足膝關節內側磨損

潔或環保回收的長者，見到他們彎著膝蓋、拼老命推動超重的回收車，心中擔憂他們膝蓋疼痛的風險！

骨關節炎的臨床特徵

骨關節炎（osteoarthritis，簡稱 OA），為一種退行性變和繼發性的慢性關節疾病。多見於中老年人，女性多於男性。好發於負重較大的膝關節、髖關節、脊柱關節及第一蹠趾關節等部位；成因為骨關節中作為吸震緩衝作用的軟骨，因為異常摩擦造成破壞，使得活動時產生疼痛感，造成關聯部位肌肉少動、萎縮與無力感。

自療處置的方法

由於廖奶奶的全身肌肉緊繃與痠痛，連躺在床上要移動身體都有些困難；因而花了很多時間教她如何放輕鬆且緩慢的做主動按摩與拉筋。二小時的努力後，剛開始連站在拉筋器上都有困難的她，居然可以做蹲下來的動作！

最後，她臉露微笑，主動的拿四腳拐來來回回站直練習走路，並且自我鼓勵說：願意朝著蹲的下去且膝蓋不痛的目標做努力！

選錯鞋當心拇趾外翻！

04

「尖頭巫婆鞋」由於鞋頭尖且窄，衍生了拇趾外翻足、前足疼痛及足底筋膜炎。

「足底筋膜炎」的年輕學生，有很高比例是穿著平底帆布鞋來就診。

如何正確選擇及使用鞋子來解決現代人腳的問題，已經是不得不重視的問題。

穿鞋錯誤的慘痛經歷

每個人都會有很多雙鞋子，不同的鞋子都有其功能上的差異性，例如日常穿的拖鞋、涼鞋、運動用的跑步鞋、跳舞鞋、工作安全鞋、女生最愛的高跟鞋、腳受傷時穿的石膏鞋，及高齡走路專用的健康鞋……等種類繁多。

但是，我們卻經常忽略正確選擇鞋子，常因為錯誤的穿鞋而影響走路。例如穿著太鬆、太大、太軟、太尖的鞋子、穿高跟鞋去爬山、穿拖鞋去運動，就會嚴重影響到走路的能力。

拇趾外翻惡化，竟然是因為鞋子太尖

每個女人的成長過程免不了都會和高跟鞋扯上關係，從小女孩小腳套上媽媽的高跟鞋學著當女人，到青春期擁有第一雙真正屬於自己的高跟鞋，那種成長的喜悅與興奮

難以形容。接著在人生最重要的一天：婚禮時穿上美美的高跟鞋成為最美麗的公主！這些高跟鞋的故事在每位女生的身上不斷上演。

雖然穿高跟鞋滿足了很多女人的需求，但它就像女人的「美麗負擔」，足部的傷害也是不得不去重視。有位婦女抱怨說，她因為家族有遺傳性的拇趾外翻，害她的腳很難買鞋子！我反問她，請問你生下來的時候，大拇趾有彎這麼嚴重嗎？拇趾外翻雖然有家族遺傳的影響，但觀察有輕度拇趾外翻的小朋友，很少見到會嚴重影響到穿鞋或行動能力；所以說拇趾外翻惡化的主因，可以來自於鞋子太尖、太高及太大。

以下整理不同程度拇趾外翻的腳形（表 6-1），給大家參考，也提醒愛美的女生要思考如何正確穿高跟鞋的問題！

表 6-1 不同程度拇趾外翻

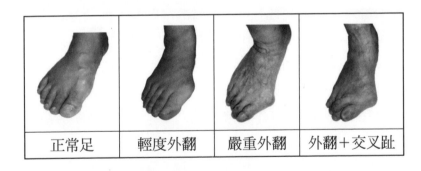

| 正常足 | 輕度外翻 | 嚴重外翻 | 外翻＋交叉趾 |

愛美穿高跟鞋，小心傷了你的腳

一般人把鞋子錯當成時尚穿搭造型，隨著不同的鞋子款式流行風潮的更迭，在醫院就會發現不同族群的足疾患

者，例如「尖頭巫婆鞋」由於鞋頭尖且窄，衍生了拇趾外翻足、前足疼痛及足底筋膜炎的女性患者。

　　「足底筋膜炎」的年輕學生，有很高比例是穿著平底帆布鞋來就診。機場或百貨公司的電扶梯旁經常會見到警示標語，提醒大家注意穿著寬鬆柔軟的涼鞋會有被電扶梯夾傷的風險，也有新聞報導小朋友穿著寬鬆柔軟的鞋容易有跌倒的風險。

　　曾有一位年輕女學生，抱怨腳容易扭傷與疼痛，結果發現她穿了一雙強調氣墊的高跟鞋，由於後跟太軟，每走一步鞋跟就扭一下，走路時身體擺動的幅度極大！

　　因此，如何正確選擇及使用鞋子，來解決現代人腳的問題，已經是不得不重視的問題。以下，整理錯誤選鞋的影響給大家參考（表6-2）。

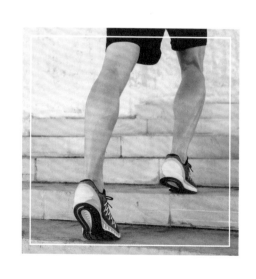

表 6-2 錯誤選鞋的影響

鞋款					
結果					
	摩頓神經瘤	足底筋膜炎	足底筋膜炎	腳底厚繭	腳掌疼痛
	拇趾外翻	足後跟疼痛	膝關節疼痛	電梯夾腳	爪形趾
原因	鞋太尖太高	鞋大底太薄	錯誤選用	鞋空間鬆大	鞋無法固定

PART 7

做對 4 大重點，
提升足部自癒力

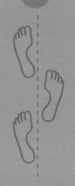

「疾病靠醫生治療，健康靠自己自療」。

錯誤的活動造成體態歪斜、肌肉骨骼系統老化或少用所引起
的病因，不能只依賴專家的治療，必須配合生活化的自療運
動來養生與強化自癒能力——「生活化自療運動」。

足弓結構異常，
容易造成足部疼痛

足部在行走過程會階段性發生旋後及旋前的三度空間動作，以促進人體走路及維持平衡。

若行走的過程產生過度的旋前或旋後運動，不只會產生異常的足型與步態，同時也會影響肌肉骨骼系統的平衡，使身體姿勢異常及產生痠痛的現象。

了解自己的足弓（Arch）

足弓是人體腳部先天的彈簧結構，它是由足底的韌帶和肌肉的拉伸所形成；藉由腳底的 3 個弓，於走路或行動時，分別產生吸震、平衡及推進的不同功能。

當此 3 個足弓的平衡出現問題，不只影響到腳，也進一步會影響到下肢關節和脊椎的受力、行走的舒適性及身體肌肉骨骼系統的平衡。

足弓的構造如（表 7-1），由內側縱弓、外側縱弓及橫弓共 3 個弓所組成：

①內側縱弓：起源於跟骨，上升至距骨而後經由舟狀骨、楔形骨及蹠骨而下降。

②外側縱弓：亦起源於跟骨，在骰骨處上升，而後下降至外側的蹠骨。是比較低的拱形；由於腳底脂肪層的

關係，幾乎看不出它的拱形結構。

③橫弓：由 5 隻蹠骨構成拱橋的形狀，其中第 1、5 蹠骨是這整個橫弓的支柱。

表 7-1 足弓的構造與功能

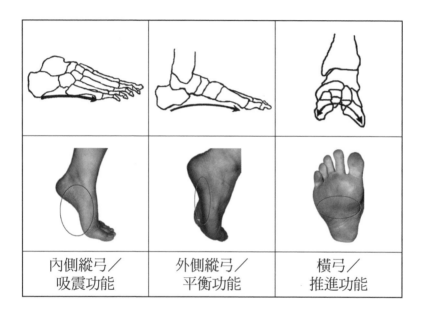

內側縱弓／ 吸震功能	外側縱弓／ 平衡功能	橫弓／ 推進功能

足部與走路運動

足部在行走過程會階段性發生旋後及旋前 （Supination 及 Pronation）的三度空間動作，以促進人體走路及維持平衡。

一個正常且完整的步態週期中，足部接地時先以足跟外側接地，接著做旋前運動以降低足弓，及吸收接地時的衝擊力；進入站立末期腳跟開始離地，足部做旋後運動，足弓升高以運用前足推動身體向前移動。

表 7-2 足部旋前及旋後運動的方向

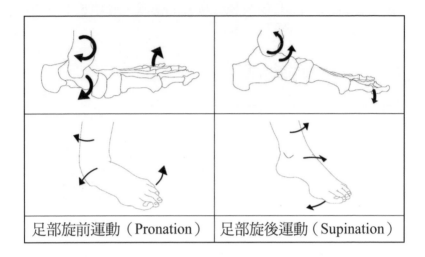

足部旋前運動（Pronation）	足部旋後運動（Supination）

由 S/P 腳型看健康、走路與平衡

　　若行走的過程產生過度的旋前或旋後運動，不只會產生異常的足型與步態，同時也會影響肌肉骨骼系統的平衡，使身體姿勢異常及產生痠痛的現象。

　　若是旋前運動過度就容易產生「外觀扁平足」的腳型，若是旋後運動過度時就容易產生「外觀高弓足」的腳型。

　　臨床經驗發現，異常的足型種類繁多且複雜，使足部的服務產生許多困難度，與服務時需要付出較高的代價。為了進行大量客製化的服務，以最常見的足型依 80/20 的原理做分類，將異常足型粗分為過度旋後足（S 型腳）與過度旋前足（P 型腳）二種，簡稱為 S/P 腳理論。

　　以下就以 S/P 腳理論為基礎，探討 S 或 P 腳型不同的個性及健康的狀況，並進一步探討腳型對走路與平衡的影響。

	過度旋後運動 （S 型腳）	過度旋前運動 （P 型腳）
成因	先天性的遺傳或因肌肉虛弱、不平衡、攣縮。鞋子尺寸太大、太小或沒正確穿鞋。	足部韌帶鬆弛或受傷、足底肌力太弱、關節脫位、肥胖及婦女懷孕過程的變化。
對個性的影響	個性急躁、容易緊張。	心情鬱悶、反應較遲鈍。
對健康的影響	腿部肌肉易疲勞，阿基里斯腱緊繃、肩頸及下背痠痛、假性長短腿、脊椎側彎等現象，易引起膝關節異常。	內側縱弓及足底筋膜發炎、腳踝容易扭傷、小腿肌群易疲勞與疼痛。下背痠痛、假性長短腿、脊椎側彎等現象。易引起骨盆平衡異常。
對走路的影響	用前足接地，像小鳥般的小碎步快速行走，重心前傾，缺乏穩定性，容易產生較大的腳步聲；走下坡及下樓梯容易疲勞和痠痛。	用後跟接地像鴨子的步態慢慢走路，因缺乏吸收行走時地面產生的衝擊力，行走時顯得笨拙，會抱怨不耐久走。
對平衡的影響	全身的重心往外移，重心落在兩腳掌的外緣；足部肌肉緊繃造成腳弓過度支撐，身體穩定度差、走路或跑步時所受衝擊力大，不耐久站。	全身的重心會往內移，重心落在兩腳掌內側；穿著鞋子時腳掌心下面有接地太低或貼地的感覺，常以外八的姿勢平衡身體。

足部生活化自療

02

疾病靠醫生治療，健康靠自己自療。

運用足部生活化自療：由腳探索健康與由腳促進健康，可以強化自癒能力，得到更好的治療效果。

治療疾病與健康的差異

本書中整理生硬的名詞定義，目的是讓大家了解什麼時候該找醫生做治療，什麼時候該做健康促進，才能正確處理生病的問題。

①生病 Sickness 與疾病 Disease

每個人的一生中都難免會「生病」，「疾病」則不然。生病時身體會出現一些異常的「症狀」（Symptom），例如疼痛、痠、麻、腫、抽筋、流鼻涕、感冒等感受，「症狀」是描述疾病的重要參數，不會直接造成死亡。

「疾病」是人體受到某種原因的損害，發生異常的生命活動過程，而且會影響人體的部份或是所有器官；例如發高燒、血壓高、發炎、骨刺、關節移位、細菌病毒感染等儀器可檢測出的現象或病徵。

由於「症狀」和「病徵」常被混淆，以感冒流鼻涕、體溫攝氏三十九度為例，流鼻涕是感冒症狀，體溫三十九度是感冒的病徵，如果能釐清兩者差異，治療感冒的重點就會較明確。

②症候群 Syndrome

當某種疾病出現時，同時出現相同的臨床特徵、症狀，而實際的病原、確定診斷的疾病名稱或生理變化無法確知時，針對這些不同的症候所做的統稱。例如代謝症（血壓、血糖、血脂三高）、腕隧道、行動障礙等，也是目前傳統醫療難以根治的疾病。

③健康 Health 與全人健康 Wellness

世界衛生組織 WHO 對健康 Health 的定義：「健康乃是一種在身體上、精神上的完滿狀態，以及良好的適應力，而不僅僅是沒有疾病和衰弱的狀態。」Wellness 可翻譯為全人健康或整體健全，它的定義與 Health 相近但是範疇更廣，泛指身體和心理都很健康，包含在生活習慣上透過運動或其他方式做控制或保養，以維繫的健康，強調經由計劃性的努力所取得之健康狀態。所以，藉由 Wellness 可以促進 Health，藉由終身學習以提昇知能及環境的和諧與安全。

健康產業的服務，包含食、衣、住、行、育、樂、醫等多元的處置方法，如果症候群的原因主要是來自於生活中的失調，那麼運用 Wellness 的健康促進方法，就有好的機會來改善因生活異常所產生的症候群。

醫療治療的現況

人生病或罹患疾病時要靠醫生做治療，然而治療目的是為了治療症狀（例如疼痛、痠、麻）或者是要改善健康？目前醫生治療的重點，常放在解決疾病的結果（例如吃藥來降低血壓），病人並沒有找出高血壓的根本原因來改善（例如體重過重、運動量不足、鈉鹽攝取量過高）。

現代人治療疾病太過於依賴醫療，將健康丟給醫生負責，沒有盡到自我療癒的責任。加上目前的醫療保險制度，讓醫療服務人員難以提供充裕的時間診斷病因，也不支付成本或重視疾病預防。

醫療與健康產業

醫療產業指的是身體及心健康與疾病的預防、檢查、治療、復健、護理及照顧等相關產業機構，包括醫器材之製造與供應業者、各藥品之製造與販售業者，以及醫院診所、檢驗所等各醫機構從業人員。

健康產業為維護健康和促進健康，而從事產品生產經營、服務提供和信息傳播等活動的經濟領域，大致上可分為：醫療性和非醫療性健康服務兩大類，而非醫療的服務包含：①傳統保健品產業：以保健食品、健康產品產銷為主體；②健康管理服務產業，以個性化健康檢測評估、諮詢服務、調理康復和保健促進等為主體。

生活化自療運動 = 自我治療 + 自療運動

①自療，包含自我治療與自療運動二種處置，為一種

自然療法，強調使用天然的方法，例如生活型態、情緒和飲食的改善、營養的補充，非侵入性手法的輔助，以達到疾病預防和治療的目的。

②健康靠自己自療：如果疾病的原因是自己引起的，痊癒也要靠自己不再造病因；治療必需搭配管理這些病因才能有效根治。

③生活化自療運動：因為錯誤的活動造成體態歪斜、肌肉骨骼系統老化或少用所引起的病因，不能只依賴專家的治療，必需配合生活化的自療運動來養生與強化自癒能力。

足部——生活化自療運動

腳是人體的基礎，會影響到全身性的健康，要改善歪斜的體態，要執行走路促進健康的生活化自療運動，一定要有健康的足部。

執行足部——生活化自療運動包含二個步驟：

①足部自療：由腳探索健康

良醫可藉由察覺細微外在症狀如氣色、皮膚、姿態的變化，作為診斷的輔助；藉由觀察足部密碼：鞋子磨損、腳繭部位、足型足壓，分析身體健康風險，由腳尋求促進健康與預防傷害的機轉。

②足部自療：由腳促進健康

如果疾病的原因是自己引起的，痊癒也要靠自己不再造病因，而足部異常的原因常來自於錯誤的選鞋、穿鞋與走路所造成；治療必需配合管理這些病因才會有效根治。

為何膝蓋嚴重退化，仍能不痛的走路

　　張爺爺 70 幾歲了，由外觀看到他有明顯且嚴重的 O 形腿（圖 7-1），但他的膝蓋卻沒有飽受嚴重疼痛苦擾；很好奇的向他請教「你平常都做什麼保健運動？」能夠奇蹟般的擺脫疼痛！

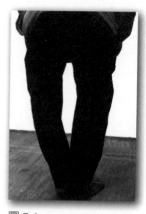

圖 7-1
張爺爺 O 形腿，但膝蓋卻沒有飽受嚴重疼痛苦擾。

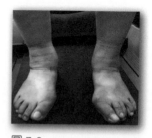

圖 7-2
王奶奶拇趾外翻足，走路卻不會腰痠背痛。

　　他分享說每天早上起床前，一定會固定花 15 ～ 30 分鐘的時間，躺在床上用雙手拍打按摩大腿及臀部的肌肉，然後再下床做全身拉筋的運動。原來不論你的膝蓋外觀如何變形，只要能夠將膝關節上下的肌肉都放鬆，膝蓋就不易出現疼痛的困擾。

為何腳有拇趾外翻，走路卻沒有腰痠背痛的困擾？

　　王奶奶 70 幾歲，她的腳有拇趾外翻（圖 7-2），但是走路卻不會有腰痠背痛的困擾。跟她請教平常都在做什麼保健運動能得到此奇蹟？

　　她分享說每天早上起床前，會躺在床上將雙腿合併，用雙腳在空中寫 1 ～ 20 的阿拉伯數字，然後再用雙手按摩全身的肌肉約 15 分鐘。原來不論你的腳外觀如

何變形，只要能夠將全身緊繃的肌肉都放鬆，走路就不易出現其他拇趾外翻個案、容易腰酸痠背痛的困擾。

由以上二個故事及其他成功個案的經驗，幫我到一個解決身體痠痛或疼痛的努力方向：那就是「不論你的身體外觀已經產生任何嚴重的變形，只要你願意每天做規律的伸展、按摩與肌力訓練，都有機會舒緩身體的痠痛或疼痛」；也讓我找到健康促進服務新的定位──「生活化自療運動」，做為在醫療治療前或後的輔助方法，讓那些身體嚴重變形又尚未開刀的人有機會能夠不痛的生活，也讓那些在進行治療中或開完刀的人，能夠得到更好的治療效果，而且跟治療與否都不產生衝突。

所以，我得到一個重要結論：「疾病靠醫生治療，健康靠自己自療」。

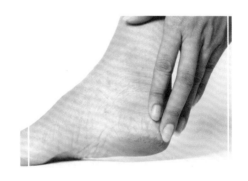

高齡全人健康與運動

03

老化的速度與身體健康好不好，往往是操之在我。

活得長、又活得好的高齡長者，大多與他們的生活態度與方式有關。

自己的健康自己負責，藉由規律運動讓來延緩老化的現象，克服老化對健康的威脅。

全人健康 Wellness

前一章提到 Wellness 的定義泛指身體和心理都很健康，包含在生活習慣上透過運動或其他方式做控制或保養，以維繫的健康；強調經由計劃性的努力所取得之健康狀態。所以，高齡者若為了健康而從事運動，若能同時考量到全人健康的促進，享受運動過程又能舒解身心壓力的活動，可以進行同時具有瑜珈、人際互動、終身學習、志工服務等特性的活動，讓運動不只是身體的活動，也包括心理的活動。

如何正常的老化

心肺功能和肌肉適能衰退，是很典型的老化與生理變化的現象，而這兩個體適能的好壞，也是決定中老年人未來是否失能、生病或死亡的重要因素。

要維持良好肌肉適能的關鍵如下：

①避免肌肉萎縮與不良姿勢。

②減少肌肉骨骼的不適症，例如下背痛。

③提升身體的活動能力與效率，例如日常生活活動
　ADL（Activity of daily living）、休閒與運動。

④增加肌肉的保護與減少傷害，例如加強韌帶和肌腱
　等結締組織。

高齡體適能健康的重要性

體適能是指身體適應運動與生活的特質或能力，包含心肺耐力、肌肉適能、柔軟度、平衡感、速度反應時間等身體能力的表現。

一般而言，身體活動越多，體適能較佳，而健康狀況也會變好。從事活動或工作時會有較好的表現、也較不易感到疲倦。

高齡者因活動量少，體適能就會逐步衰退，並影響到健康，特別是心血管致死的風險。所以，鼓勵高齡者養成規律的運動生活習慣，擁有良好的健康體適能的人，身體運動能力亦會較好，比較能勝任日常工作。

有的人認為高齡者生病或健康狀況不佳，是一種老化的自然現象；事實上，雖然每個人都會老，但是每個人會老得不一樣；我們常會見到一些高齡者還維持著良好的健康狀況，而這些人大部份都有規律的運動生活習慣，即使生了病，還是可以藉由適當的運動，來提升身體功能與生活品質。

高齡全人健康——生活化運動

我常常跟被服務的個案說：「運動是最好的治療」，只有運動才能真正根本改善健康問題；高齡全人健康主張藉由規律運動來維持良好的體適能，同時也兼顧全人健康。由個人內心做起，自己的健康自己負責。執行時，需考量個人能力及心理狀況的差異，提供客製化的協助和輔導，藉由規律運動讓來延緩老化的現象，克服老化對健康的威脅。

自然骨科名醫蔡凱宙曾講過一段很激勵人心的話：高齡的人生要「朝三暮四」，不要「朝四暮三」，要讓長輩的生活與健康每日有進步的空間，生活品質不可以越來越差，健康不可以退步。藉由規律的高齡全人健康運動在生活中實踐，同時培養「健康的生活習慣」，讓高齡者「由退步的老化黑白人生，轉變成進步的健康彩色人生」。

高齡者體適能評估檢測

參考教育部體育署針對「65歲以上長者，功能性體適能現況的評估研究報告」，摘要整理如下；每個人能在家裡做快速的評估，了解自己的體適能目前處在何狀況，若低於低標則必須針對需求做不同的訓練改善。

①下肢肌力評估——30秒椅子坐立

受測者坐於椅子中央，背挺直，雙腳平踩地面，雙手胸前交叉，執行30秒內起立坐下的動作，次數越多越好，若低於低標則必須做強化肌力訓練改善。

年齡	65-69	70-74	75-79	80-84	85-89	90 歲
男 低／高標	13/21	13/19	11/18	10/16	10/14	9/14
女 低／高標	13/19	12/18	11/16	10/15	8/14	8/13

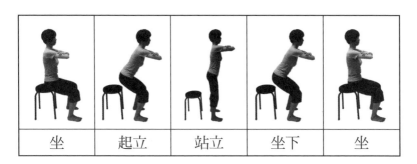

坐	起立	站立	坐下	坐

②柔軟度評估——跟臀距

　　受測者坐於椅子前緣，髖關節左右平行，一腳屈膝腳掌平踩地面，另一腳向前伸直，腳跟著地勾腳尖（約 90度），雙手上下重疊中指尖齊平，受測者吐氣緩慢向前彎折髖關節，雙手盡可能向前伸向伸直的腳尖，直到腿後側感覺緊繃並停留 2 秒後，用硬尺丈量中指指尖與腳尖之距離，如果手指超過腳尖，則以正分（＋）紀錄，平齊則為 0分，無法相碰則以負分（－）紀錄；若低於低標則必須按照標準值做伸展改善。

年齡	65-69	70-74	75-79	80-84	85-89	90 歲
男 低／高標	8/-3	9/-4	7/-5	5/-8.5	3/-10	2/-12
女 低／高標	13/0	12/0	10/0	8/0	6/-1.8	4/-1.5

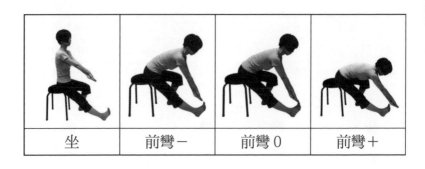

| 坐 | 前彎－ | 前彎0 | 前彎＋ |

③心肺耐力評估——原地站立抬膝

踏步時，膝蓋抬高至髂前上嵴與臏骨中點連線之中間處，受測者做原地踏步動作，每1次踏步前膝蓋都必須抬到標準的高度（請參考下面的準備圖示），計算在2分鐘內做的次數越多越好；若低於低標則必須做有氧運動改善。

	年齡	65-69	70-74	75-79	80-84	85-89	90 歲
男	低／高標	82/109	76/104	67/99	59/97	54/94	47/93
女	低／高標	76/105	69/101	62/97	51/92	42/90	31/82

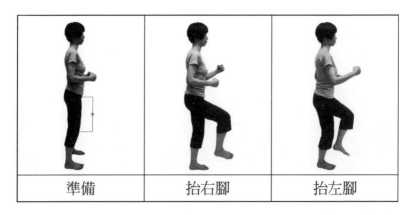

| 準備 | 抬右腳 | 抬左腳 |

④平衡能力——開眼單足立

受測者雙手插腰，以慣用腳站立，非支撐腳微微離地置於支撐腳踝內側，穩定後開始計時，為了安全考量，記得選在一邊靠牆的地方做測驗。若雙手離開腰際、腳離開腳踝或身體大幅晃動，則結束計時。記錄支撐時間，單位為秒。若低於低標則必須做平衡訓練改善。

	年齡	65-69	70-74	75-79	80-84	85-89	90 歲
男	低／高標	10.3/30	6.4/30	4.2/25	3/15	9 以上	6 以上
女	低／高標	8.1/30	5/29	3.3/15.1	2.3/10	1.9/7.5	1/4.2

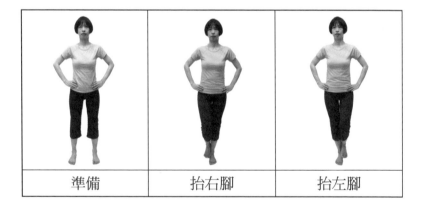

準備	抬右腳	抬左腳

足部自療運動課

「三週改變運動習慣，六個月養成健康生活習慣」的生活化足部自療運動，為醫療治療的輔助健康法；可以達成走路促進健康的目標。

04

自療運動課程

一個人願意開始做運動不難，但是要養成習慣並堅持下去，卻是個大難題。

為了協助大家克服此難關，我們幫大家規劃了一個「三週改變運動習慣，六個月養成健康生活習慣」的系統課程，讓大家先由改變運動習慣做起，再進一步建立生活習慣，針對過程中有障礙的人，由團隊中的專家提供輔具、團練課程或一對一輔導課程，讓課程朝向保證成功的目標做努力。

系統課程一：三週改變運動習慣課程

名稱	三週改變運動習慣課程
對象	足部或下肢不適、站立或行走有障礙、體態歪斜、平衡能力弱者
效益	1、藉由連續課程改變運動習慣，進而改變身體痠痛的機轉 2、藉由訓練來增進身體靈活反應速度與應變力，預防跌倒風險
大綱	1、課前健康專家評估，提供客製化處置建議 2、提供生活化的系列教具與教材 3、課後居家自療客製化功課表＋手機衛教影片＋團體追蹤課程
時間	四週，每週 2 小時（包括理論與實作訓練＋三週自主運動時間）
課程	1、體適能前測與足部評估／走路步態訓練 2、肌肉骨骼與體態評估／自療伸展按摩訓練 3、個人運動處置建議／有氧與阻力運動訓練 4、體適能後測／規律的運動習慣與平衡訓練

系統課程二：六個月養成健康生活習慣課程

名稱	六個月養成健康生活習慣課程
對象	三週改變運動習慣課程結業的學員
效益	藉由連續課程改變生活行為，促進身體健康
時間	五個月，每次 2 小時
大綱	1、為一團體成長課程，上課分享每個月的運動記錄 2、每次由不同領域專家授課暨帶領學員討論障礙的解決方案 3、專家諮詢團隊包含醫生、治療師、運動教練、健康促進專家等
課程	1、團練——複習生活化運動 2、分享——個人維持規律運動心得 3、講座——全人健康運動系列課程 4、驗證——藉由旅遊活動考驗學習的成效，暨建設努力的動機與目標

生活化運動課程——足部自療

　　本系列課程主要針對肌肉緊繃無力、身體痠痛、體態歪斜、久站久坐與缺乏運動的族群，提供由足部做延伸的自療運動，為醫療治療之外的生活化自療運動處置方案，也是主動自我治療的輔助健康法，以達成走路促進健康的目標，並且針對身體有障礙的人，另提供輔具做輔助。

表 7-2　生活化足部自療運動課程總表

足部評估	<教具> 足壓量測設備 <目標>	輔具處置	<教具> 功能性鞋墊 <目標>
	1、講解足部異常與身體健康的相關聯性 2、透過腳繭與鞋子分析健康異常的原因 3、藉由足型足壓量測來分析健康的風險		1、說明如何正確使用足部輔具的觀念 2、透過足部輔具來改善平衡舒緩痠痛 3、藉由足部輔具幫自己站更穩走更久

步態訓練	<教具> 調整型地墊 <目標> 1、了解正確走路對健康的重要性 2、透過走路測試了解自己走路的能力 3、藉由步態訓練來預防跌倒走向健康	平衡訓練	<教具> 地板平衡木 <目標> 1、講解影響跌倒的原因及預防的措施 2、透過平衡測試，了解身體平衡的能力 3、藉由地板平衡木訓練來促進預防跌倒
伸展下肢	<教具> 拉筋器 <目標> 1、講解肌肉關節緊繃與身體異常的影響 2、由不靈活的動作分析身體緊繃的部位 3、用伸展改善緊繃肌肉增加關節活動度	肌肉按摩	<教具> 按摩球 <目標> 1、認識身體痠痛部位與健康的關聯性 2、透過按壓激痛點來評估健康的風險 3、透過主動按摩來促進身體的健康
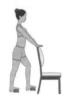 		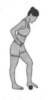 	

下肢運動	<教具>	運動訓練	<教具>
	拉力圈 <目標> 1、講解肌肉無力或失衡對身體的影響 2、透過平衡筋膜與啟動肌力來預防病變 3、藉由下肢肌力訓練促進站立行走能力		調整型地墊 <目標> 1、探索蹲、躺、仰、趴、跪等身體的動作 2、透過地板運動覺察身體錯誤的用力 3、用地板運動啟動正確姿勢重建平衡

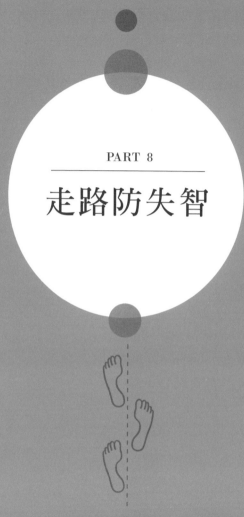

PART 8

走路防失智

走路健康術的「術」與「樹」同音，我們運用樹的結構來象徵走路障礙的根、走路促進健康服務的主幹、方法的分枝、器材的葉與努力的成果。

站更穩、走更久、身平衡、脫痠痛這四項是走路促進健康的成果，可以幫大家生活中的行、立、坐、臥無障礙，走向健康的人生。

走路是最好的有氧運動

「正念走路」走路時能夠維持放鬆歡喜，專注於呼吸、身體、感覺或動作，讓身心合一處於流暢愉快的狀態。

人們可以邊走路邊練習正念或覺知，就如同在走路同時亦得到靜坐的效益。

規律走路運動的特色

①走路是最好的有氧運動。

②低撞擊的運動，高齡或肌肉骨骼有狀況的人亦可安全執行。

③最方便和簡單的運動，沒有場地或能力的限制。

④藉由調整速度，可以產生不同的運動成果。

走路具有下列幾項好處

①可提升攝氧能力，改善呼吸、心臟、循環和肌肉系

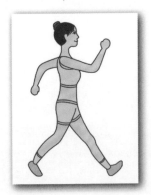

圖 8-1
走路是最好的有氧運動，沒有場地和能力的限制。

統的問題。

②讓肌肉得以放鬆，體態維持平衡，預防肌肉骨骼系統老化，讓生活更有品質，活動能力明顯變好。

③可以提升免疫功能、改善慢性疾病、促進身心健康。

④光靠健走的運動負荷雖不足提升肌力，但可提升全身持久力。

規律走路的建議

①美國運動醫學會（ACSM）建議，若為了要提升體能與促進健康效果，每週至少要走路 150 分鐘，每週至少 5 天、每天至少 30 分鐘。

②若開始達不到每週 150 分，可以慢慢增加運動時間；要讓走路運動變成每天的習慣，每天二次每次 15 分鐘，持續六個月才能有效。

③要設定每日與獎勵的目標，記錄每天實際的運動量才能養成習慣，若能結伴進行走路更佳。

健康走路的建議

①必須採取有意識、有效率的方法走路。

②必須正確選鞋、穿鞋與走路步態。

③走路姿勢要正，並掌握自然放鬆和重心高兩個原則。

④有障礙的人可以搭配使用輔具，如功能鞋墊、健走杖、助行器等。

認知功能與預防失智

①認知功能障礙的主要現象包括記憶力、說話能力、整體認知的衰退，為失智症的前期階段。

②失智症是因腦部萎縮造成的進行性疾病，一半以上是阿茲海默症；病程約10～20年，失智症一旦形成，為一不可逆的疾病，沒有特效藥，很難改善。

③有不出門、少活動生活習慣的族群，也是失智症高風險族群。

④失智症是可以預防的，可經由訓練而改善，包含運動，進行知識性活動，與人交流等認知作業。

⑤成人步行速度若低於一公尺平均一秒，表示身體機能的肌肉量、體力衰退，會提高失智風險。可用紅綠燈測試是否能以正常速度穿越，若需快步就表示走路速度已經偏低。

⑥50歲前就該開始預防失智，若不想失智就要開始走路，用走路預防失智症能延後症狀出現的時間，就可提高健康平均餘命。

用走路加認知運動預防失智

①要預防失智就要提升腦部的認知功能，如果利用走路的時候，進行使用身體的動作作業，加上使用頭腦的認知作業，就可以產生身體與腦並用的認知運動。

②複合式訓練，可以自由搭配身體＋手腳＋腦的活動；例如邊踏步、跨步，同步進行拍手、計算、文字接龍、回想、唱歌、猜拳等活動。

③運動要達到目標心跳率才會有效，所以要執行讓身體感到有一點吃力的速度；而思考活動的認知作業，要讓腦部覺得有一點吃力的困難度。

④要記錄運動達成度，刺激成就感，將運動融入日常生活中更佳。

用正念走路改善壓力與焦慮

《正念走路》一書是由國內知名的運動生理學專家方進隆教授所撰。「正念走路」亦稱為走路禪，強調人們可以邊走路邊練習正念或覺知，就如同在走路同時亦得到靜坐的效益。其方法在於走路時能夠維持放鬆歡喜，專注於呼吸、身體、感覺或動作，讓身心合一處於流暢愉快的狀態。

該書強調正念走路是身心靈整合的運動，如果能在日常生活中應用和實踐，進而養成習慣，對身心能改善壓力與焦慮、增進覺知功能與預防失智；對身體能改善血管功能與降低血壓，增進平衡能力、心肺功能、肌耐力、柔軟度與敏捷度等諸多益處。

走路促進健康術／樹

02

雖然走路能有效促進健康，但並不是每一個人都能沒有障礙的正確走路。

走向健康有四個主幹，運動訓練、平衡訓練、步態訓練、輔具處置。

克服走路的障礙

雖然走路能有效促進健康，但並不是每一個人都能沒有障礙的正確走路。由於「術」與「樹」同音，所以，我們運用樹的結構來象徵走路障礙的根、走路促進健康服務的主幹、方法的分枝、器材的葉與努力的成果。

運用此系統的概念，來協助大家克服走路的障礙，尋求獲得走路促進健康的方法。

健康走路之果

站更穩、走更久、身平衡、脫痠痛這四項是走路促進健康的成果，可以幫大家生活中的行、立、坐、臥無障礙，走向健康的人生。

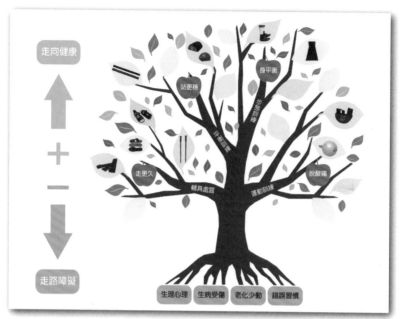

圖 8-2

走路促進健康術／樹，幫助大家獲得走路促進健康的方法。

走向健康之主幹與分枝

走向健康有四個主幹，再延伸包含其樹枝與樹葉：

（1）運動訓練：按摩、伸展、肌力。

（2）平衡訓練：靜態（拉筋器）、動態（地板平衡木）。

（3）步態訓練：穿鞋、裸足（調整型地墊）。

（4）輔具處置：輔具（鞋墊、鞋子、健走杖）、護具（綁
　　　帶）。

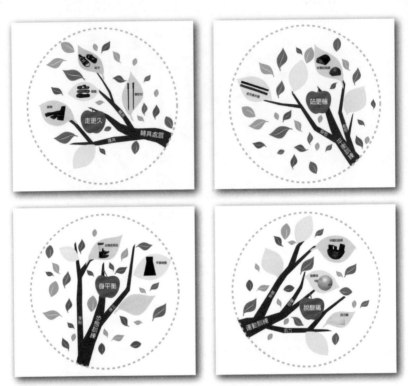

圖 8-3、 8-4 、8-5、 8-6
走向健康的四個主幹。

走路障礙之根

①生理心理：服用藥物、視聽障礙、認知功能（害怕跌倒）。

②生病受傷：足部異常、下肢手術、身體病變（腦部、神經、肌肉關節、病毒）。

③老化少動：長期臥床、肌肉無力、關節退化。

④錯誤習慣：選鞋錯誤、穿鞋錯誤、走路錯誤。

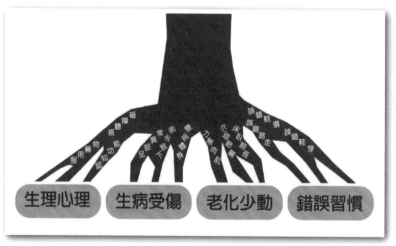

圖 8-7
協助大家克服走路的障礙。

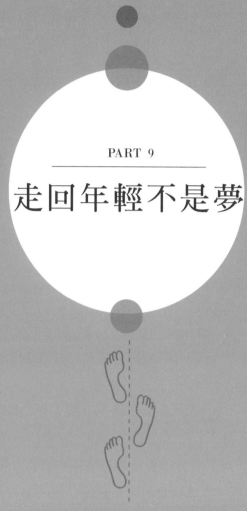

PART 9

走回年輕不是夢

人類由嬰兒時期開始,每個階段都有不同的動作技巧發展。

但老人步態的穩定度及對稱性減低而容易失去平衡,藉由步態平衡訓練,能夠增強肌力與重心控制。

正確的步態模式,不只改變外在形體,也能為你增添內在的活力。

正確走路能使身體逆成長

當身體因為少動、受傷或是因為年齡太大體能衰老，造成動作能力由成年人走路退步到嬰兒的某一階段時，逐步由簡單的動作訓練進步到最困難與複雜的走路動作，讓身體動作能力有機會由衰退變成逆向成長。

01

每個階段，你如何定義成功？

曾經聽過一段很棒的演講，主題是「談成功的人生」，談到人生由嬰兒至成年人至老年人，每個階段的成功有不同的定義：

3 歲不尿床、5 歲自己吃飯、10 歲有朋友願意和你玩，你就成功了

20 歲想擁有性生活的時候、你就能擁有，你就成功了

30-50 歲、你賺的錢夠花夠用讓自己的家人飢不著涼不著，你就成功了

60 歲什麼是成功啊？你能像 20 歲一樣，依然擁有性生活，你就成功了

70 歲能像 10 歲一樣，依然擁有朋友，老頭老太太願意和你玩，你就成功了

80 歲能像 5 歲一樣，自己吃飯，你就成功了

90 歲能像 3 歲一樣，不尿床，你就成功了

100 歲你還健在，就算掛了，還有人不時的想念你，你就成功了！

人類由嬰兒時期開時始，每個階段都會有不同的動作技巧發展，如果你的進度比別人慢，那就是遲緩。在醫院針對成長遲緩的兒童有早療中心，協助小朋友趕上別人的進度；相對的，針對遲緩的老人，或者是退化太快的成年人，是否也應該有類似早療中心的單位來改善問題呢？

個人覺得「Wellness center 全人健康中心」會是一個很接近的概念！

懷疑小孩發展遲緩、大人退化太快？如何評估？

參考以下動作，自己做一些簡單的評估，了解自己或是家人是否屬於成長遲緩的兒童，或者是退化太快的成年人。

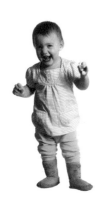

表 9-1 簡單評估，了解各月齡動作技巧之發展歷程

	年齡	站與走能力出現的各月齡表現
嬰兒時期 1 歲之前	3 個月	能夠扶著腋下，雙腳稍承重站立。
	6 個月	能夠雙腳完全承重，扶著腋下走。
	9 個月	能手扶物體站或側行，被牽雙手步行，坐姿扶物站立
	12 個月	能獨立站立，能夠被牽單手前走或獨走。
	18 個月	一手被扶單腳站，腳跟併攏站立，站姿彎腰撿物，蹲姿不扶物站立；獨立走停轉彎不跌倒，拉玩具前行或倒退走。
兒童早期 2～6 歲	24 個月	開眼單足立 1 秒，用腳尖走 3～4 步，跑步。
	30 個月	開眼單足立 2 秒，腳跟接腳趾直走，腳後跟走 3～4 步。
	36 個月	用腳尖走 3 公尺，腳跟接腳趾向後直線走，雙手擺動走路，避障礙物轉彎自如。
	42 個月	閉眼單足立 1 秒。
兒童期	6～15 歲	開眼單足立：女 45 秒 / 男 44 秒
青少年期	15～19 歲	開眼單足立：女 45 秒 / 男 44 秒
青年期	20～40 歲	開眼單足立：女 45 秒 / 男 44 秒
中年期	40～65 歲	開眼單足立：女 41 秒 / 男 42 秒 正常人步速 1.2 公尺 / 秒，可以安全地過馬路紅綠燈。

老年期	65 歲以上	60 ～ 69 歲開眼單足立： 女 30 秒 / 男 33 秒 70 ～ 79 歲開眼單足立： 女 16 秒 / 男 25 秒 80 ～ 89 歲開眼單足立： 女 10 秒 / 男 8 秒

從嬰孩到成人，各階段動作發展特點

　　嬰兒隨著年齡增長，身體能力的發展與動作協調力的提升，能夠做的動作，也逐步由俯臥，進步到最困難與複雜的走路動作。

表 9-2 動作發展階段訓練

動作	階段發展
①俯臥	前臂支撐體重使胸部離地 → 雙手可承重翻身
②仰臥	下肢交替踢直動作 → 手抓自己的腳玩
③爬行	肚子貼地前爬 → 雙手雙膝交替爬、兔躍式爬行
④坐地	能獨立躺至坐 → 坐姿能向前取物不跌倒
⑤站立	坐姿扶物站立 → 蹲姿不扶物站立 → 開眼單足立 1 秒 → 閉眼單足立 1 秒
⑥學走路	二手高舉，腳高抬，腳掌完全接地，步長短，步頻快，左右寬幅寬 進步時二手下放，雙手前後擺動（1.5 歲 65％），腳跟接地（1.5～2 歲 75％），左右寬幅縮小
⑦成人走路	獨立走、停、轉彎 → 腳跟走 3 步 → 腳跟接腳趾直線走 → 腳跟接腳趾向後直線走

失能者由簡單動作訓練開始，讓身體逆向成長

　　當身體因為少動、受傷或是因為年齡太大體能衰老，造成動作能力由成年人走路退步到嬰兒的某一階段時，可以將個案對照表 9-1「站與走能力出現的各月齡表現」，檢視出目前的狀況，決定由那個階段開始做動作訓練，逐步由簡單的動作訓練，進步到最困難與複雜的走路動作，讓身體動作能力有機會由衰退變成逆向成長。

表 9-3 失能者動作發展階段訓練

動作	階段發展
Step 1. 地板爬行	1 俯臥爬行、2 跪姿爬行、3 坐姿前行、 4 仰臥背行
Step 2. 靜止站立	1 單手扶雙腳站、2 雙腳站、3 單腳站、 4 單腳擺動
Step 3. 助行器走路	1 助行器、2 四腳拐、3 健走杖 被牽單手前走 → 拿助行器前走 → 拿拐杖前走
Step 4. 地板平衡木 訓練	Lever Ⅰ：於 HDPU 地面，雙手（高舉、平舉 　　　　擺動、抱胸），腳跟接腳趾直線前 　　　　後走。 Lever Ⅱ：先 Latex 次 CF，不同的地面，用腳 　　　　跟接腳趾直線前後走。 Lever Ⅲ：於 HDPU 地面行進間丟球（距離）、 　　　　接球、投球（準確度）。 Lever Ⅳ：快走（速度）、跳（高度與距離） 　　　　或跨欄。 Lever Ⅴ：轉身、互動擊掌、丟接球（先暫停 　　　　次行進間）。

註：HDPU 為高密度發泡地墊

　　Latex 為乳膠發泡地墊

　　CF 為木質纖維發泡地墊

你根本不知道自己走錯路！

走路雖然是一種幾乎人人都會做的事，但是，大部份的人都不了解它的重要性，也不知道何謂正常的步態。

只有到有一天自己不能走路，才能感受到此事的重要性。

步態週期與走路評估

走路雖然是一種幾乎人人都會做的事，但是，大部份的人都不了解它的重要性，也不知道何謂正常的步態。只有到有一天自己不能走路，才能感受到此事的重要性。

如果有一天生病嚴重到不能正常走路，只要願意學習如何正確走路，生病對走路與身體造成的障礙，都可能會有進步的空間。而學習走路之前，最重要的是必須先了解何謂步態，及如何做簡單的評估走路能力狀態。

正常走路步態週期（GAIT CYCLE）

步行的步態週期可分為兩個部份：

①站立期或稱接地期（stance phase）：為腳與地面接觸的階段，約占整個步態週期的 60%。

②搖擺期（swing phase）：為腳尖離地到腳跟再次接
　觸地面的階段，約占整個步態週期的 40%。於此期
　間雙足接續單足站立的動作。

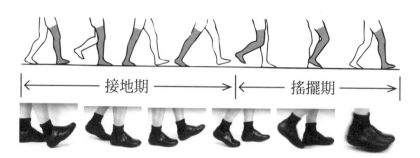

圖 9-1
步態週期

足部動作與步態週期

　　於兩個階段的步態週期的期間，足部會重復做旋後及
旋前的三度空間動作（內容請參考 part 7-1），以促進人體
走路的動作：於站立期腳與地面接觸的階段，走路的動作
應該是腳跟先接地，接著腳底接地，並且使用內側縱弓做
吸震的動作，來緩衝地面的反作用力，然後用外側縱弓做
平衡，並移動重心至前足，最後用橫弓及腳尖的力量，來
推動身體往前行進。

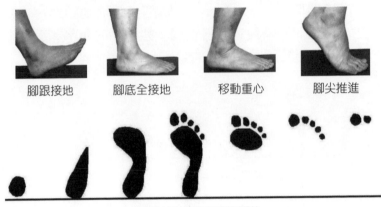

| 腳跟接地 | 腳底全接地 | 移動重心 | 腳尖推進 |

行進間接地期足底接地部位

圖 9-2
接地期足底接地部位

如何評估步態

　　步態異常可以從兩個方式：定性和定量做評估。若受測者步態不穩，測試過程中要注意防止跌倒。

　　步態分析環境需為：防滑直走廊、沒有障礙物或讓人分心東西，能夠看到膝關節、雙側肢體、頭和軀幹的狀態，以便準確觀察或拍照。

　　步態異常評估的兩種方式，說明如下：

　　①定性評估

　　根據走路啟動過程平順度、左右對稱或走路中的平衡感改變來描述。目測觀察屬定性分析，要觀察步行時下肢活動，軀幹、上肢擺動、是否有害怕或疼痛神態表情與輔助器具的使用等。注意其步行節奏、流暢性、坐姿平衡、站姿平衡與坐到站的能力。

②定量評估

根據步態變化的速度去判斷是否有超出該年齡應有的範圍。這些變化包含走路的速度、步距、步寬等。

定量評估有兩種方式，評估時應注意事項如下：

方式一、輕鬆與快速步行測試

先讓受測者選擇最舒服的走路速度走一段距離（一般6～8米），接著讓他們用最快的走路速度重複試，每一次行走至少要包含6個步行週期，並用碼錶測量步態速度。

由步行速度下列數值可分析走路的能力：

表9-4 步行速度量表，分析走路的能力

步行速度	建議
1.2 公尺 / 秒	可以安全過馬路 （正常人平均自然步速）
0.8 ～ 1.2 公尺 / 秒	可以在社區行走
小於 0.6 公尺 / 秒	日常生活可能需要他人協助
小於 0.4 公尺 / 秒	只能在室內行走

從三方面評估步行能力：

表 9-5 從步頻、步長、步寬評估步行能力量表

步頻	每分鐘內行走的步數稱為步頻。步頻與腿長相關，一般高的人（180 公分）約90步 / 分鐘，矮的人（150公分）約 125 步 / 分鐘。
步長	行走時同側腳連續兩步足跟之間的距離稱為步長，可反映步態的對稱性與穩定性。步長與身高相關，身材愈高步長愈大，一般輕鬆步速下約 50 ～ 80 公分。
步寬	步行時兩腳內緣間最短的間距，一般約 5 ～ 10 公分。步寬可反映行走時身體的穩定性。

方式二、雙重任務測試

此指是否能完成邊走路邊說話的雙重任務，來簡單測試老年人跌倒風險。測試時可以先讓受測者在測試步道上走一趟，然後在回程的路徑上走 2 公尺後詢問受測者一個問題例如「你今年幾歲？」看他是否須停下來回答問題，若須停下腳步才能回答問題，代表其跌倒的風險增加，這個結果在虛弱老人的預測性更佳。

當老年人走路時，若同時加上其他活動，會增加他身體晃動程度，同時會代償性的縮短步距與減少步行速度以增加穩定度。

小兒麻痺患者，還能夠正常走路？

丁先生是位 60 歲的成功企業家，因小時候受到流行病毒感染到小兒麻痺症，走路與體態跟一般人有些不一樣。但是，他的身體健康狀況很好，沒有髖關節或是身體痠痛的問題，體能也非常好。最特別的是，他走路時雙腳都是用腳跟先著地的正常步態走路，連鞋子的鞋面也沒有出現異常的皺褶。

很訝異的問他到底如何保養身體？他說自己很幸運，由於振興醫院幫他開刀非常成功，將身體異常的部位修正，平常穿鞋時會將患側鞋跟墊高，才可以正常的走路，最重要的是他也很喜歡走路運動，每次走個一小時都沒問題。還有就是在走路前也會做一些熱身的體操，讓身體的肌肉維持在最佳的狀況。

小兒麻痺過去曾是台灣人聞之色變的傳染病，而人類是這種病毒的唯一宿主。根據疾管署資料記載，民國 50 年代的大流行，每年大約有 400 至 700 個病例，許多孩子沒有機會矯治而爬行一生。後來在包括埔基、嘉基、屏基、馬偕等教會醫院及振興醫院等投入成立重建中心，讓不良於行的孩子有了「走入社會」的機會。

但在民國 71 年又有一波大流行蔓延全國，共有 1042 例確定病例，其中 98 例死亡，5 歲以下占了近 8 成。存活下來的人，很多人都有肢體麻痺、殘障等後遺症。這些人的雙腿大部份呈現一粗一細、一長一腿、腳也一大一小等問題，走路也容易出現身體左右搖擺的現象。年紀大了之後，髖關節、膝關節、脊椎等部位都開始出現異常走路與歪斜體態的後遺症，面臨是否做開刀處置的難題。只是，

有不少人就算開了刀，也不盡然就能解決肌肉萎縮與走路的問題。

有一位 57 歲的小兒麻痺陳女士，因為膝蓋痛到不易走路而去換人工關節，沒想到開完刀後變成二隻腳都沒有辦法走路，躺到身體都出現褥瘡的現象。

後來教她一定要穿可以綁帶的鞋子，並幫她患側的腳後跟墊高及前足側邊加上楔型墊，並提醒她走路的重心一定要在後跟，再加上運用拐杖的輔助，終於走路時左右擺動的問題可以被改善，她也笑著說「右腳第一次有腳踏實地的感覺了！」

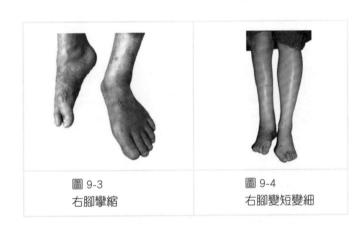

圖 9-3
右腳攣縮

圖 9-4
右腳變短變細

讓「老化」不等於「退化」

03

隨著老化年齡增加，會使全身系統功能衰退，導致平衡能力變差、關節僵硬、肌力變弱等，進而造成行走功能降低。

老年人的步態問題，除了疾病之外，也必須考量各種感覺、動作、與功能的缺損，找出可改善的老年人的步態問題及影響的因素。

5 ～ 7 歲為走路發展的關鍵期

人類會隨著不同年齡而有著不同的走路步態動作發展，兒童在 6 歲時足部結構發育已與成人接近，7 ～ 8 歲兒童肌肉的協調完整，已具備成人步態，所以 5 ～ 7 歲為人類走路發展的關鍵期。

不同年齡的走路步態動作發展：

①幼兒在 9.5 ～ 13 個月之間開始能夠自行站立，但要到 12 ～ 18 個月才會走路；剛開始放手走 2 ～ 3 步就會跌倒，姿勢不協調。

②剛開始學走路時會二手高舉，腳高抬，腳掌完全接地，步長短，步頻快，左右寬幅寬。

③二手下放，雙手前後擺動（1.5 歲 65％），腳跟接地（1.5 ～ 2 歲 75％），左右寬幅寬縮小。

④幼兒學步期會呈現 O 型腿跟骨內翻的現象，接著於
1 歲半至 3、4 歲時會呈現 X 型腿與跟骨外翻的現象，
兒童下肢於 O 型腿與 X 型腿之間的變化被稱為「鐘
擺現象」。

表 9-6 兒童步態量表

步行速度	步長（cm）	步頻（步/分）	步態單腳站%	速度（公尺/分）
1 歲	22	176	32	38.4
1.5 歲	25	171	32	42.6
3 歲	33	154	35	51.6
7 歲	48	144	38	68.4
成人	70	113	38	80

走路變慢步幅短——那些是常見老化步態

隨著老化年齡增加，會使全身系統功能衰退，導致平
衡能力變差、關節僵硬、肌力變弱等，進而造成行走功能
降低，例如走路平衡感變差、彎腰駝背、速度變慢、雙腳
抬起較少、整個腳掌同時著地、雙手擺盪幅度減小等。容
易導致跌倒、活動度及認知功能減低等影響。

一般常見的老化步態特色，參考如下：

①速度與步長縮短：快速走路的速度在 20 歲左右達到
高峰之後，每十年下降 20%。小腿肌肉萎縮無力會

使身體往前推進的力量減少。

②**雙腳站立期增加**：當雙腳同時著地的時間增加，代表單腳擺盪期的時間縮短，每一步的步長也因而減少。可以代償平衡感變差或擔心跌倒的壓力。

③**步頻不變**：隨著年齡增加每分鐘走路的步伐數並不會減少。

④**關節活動度減少**：會因為腹部肥胖、腹肌無力、髖關節曲肌較緊，造成走路時骨盆前傾而使腰椎前凸、步寬縮小、走路代償性外八來增加外側穩定度。

老人步態評估及改善

由於步行能力與日常活動密切相關，針對老年步態探討中，許多身體機能退化因素會造成步態改變，而這些改變的目的是為了提升步行的穩定度與效率。因此我們必須理解這些相關變化，區分清楚是正常的老化或者是病態改變。

老年人的步態障礙常包含多重因素，不僅是年齡增加所造成生理老化功能減弱，同時常合併有神經性和非神經性的原因。所以在評估老年人的步態問題，除了疾病之外，也必須考量各種感覺、動作、與功能的缺損，以找出可以改善的評估老年人的步態問題及因素。

「老年人步態評估」須包括以下幾個面向：

①病史及用藥史回顧

由過去病史可以協助發現一些和步態或跌倒有關的隱藏因素。而藥物和酒精均可能影響病患認知、平衡與動作

控制的能力。

②功能性回顧

以開放式問題詢問個案，討論他的主訴、擔心的動作及活動目標

a.跌倒評估：單一次、反覆性、地點、有無造成傷害等。

b.能力評估：上下樓梯、從椅子站起坐下、順利進出浴缸或淋浴、家務所需要的走路能力、是否使用輔具與為何開始使用。

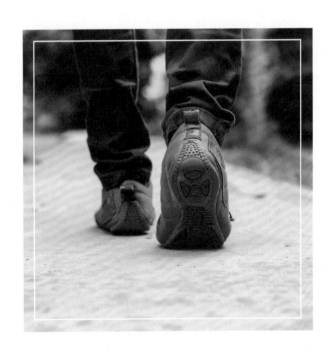

正確步態能擺脫痠痛

04

　　理想的步態模式，必須先讓身體結構平衡，透過不斷練習，養成正確的走路習慣。

　　步態訓練前一定要記得將鞋子穿好，站立期可應用太極拳的概念，將意念集中在非重心的虛腳，會有益於穩定性。

步態訓練原則

　　走路，是人類約一歲左右隨著神經肌肉骨骼系統發育，自然而然就會的事，不需要多餘的思考或口令，就能讓雙腳自由行動。但是在成長過程中，錯誤不良姿勢與動作習慣，改變了身體結構的平衡，重寫了腦中的步態動作程式，走路的姿勢漸漸走樣，本體感覺也就是對身體的覺察能力也被扭曲，慢性痠痛於是產生。

　　要重建理想的步態模式，必須先平衡動作系統的結構、喚醒本體感覺，並帶著知覺來修正錯誤的姿勢與動作習慣，再透過不間斷的練習來改寫動作程式，最終才能養成正確的走路習慣。正確的步態模式，不只改變外在形體，也能為你增添內在的活力。

如何用髖關節抬腿走路？走路走對的關鍵

　　大部份的人由於經年累月錯誤的姿勢，加上心情的影響，有很高比例的人都在使用錯誤的步態，特別是在接地期錯誤使用前足先接地，然後才做後跟接地的動作，造成前足過度接地、後足過度摩擦拖地、身體重心前傾而產生駝背的姿勢及走路摩擦聲音大的現象。

　　走路姿勢能否正確的關鍵，在於如何用髖關節抬腿走路，讓走路的動能來自大腿有力的肌肉，而非膝蓋或小腿。大部份人走了一輩子的路，卻幾乎沒有人用髖關節在走路，反而費力的使用駝背的步態走路，造成膝關節及下肢肌肉過度的負擔，並影響到身體的健康。

　　人類的腿和上半身的骨盆在髖關節銜接，這是身體最大的關節，也是影響身體平衡的關鍵部位。由於現代人久坐少蹲，造成髖關節少有活動的機會；另方面，有很多人因髖關節大腿轉位已半脫位，而產生內八或外八的動作。可以藉著手扶牆壁（圖9-5），讓膝蓋放輕鬆打直不用力的狀態，藉由腳尖擺動的角度控制髖關節的轉位，同時練習走路的正確動作。

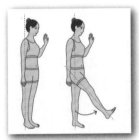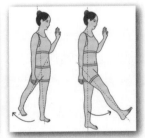

圖 9-5
手扶牆壁擺動大腿做運動，練習走路的正確動作。

不傷膝蓋的上下樓梯走路訓練，這樣走減輕負擔

大部份的人都是彎著膝關節上樓梯（圖9-6），導致步態不完整而且很費力氣，經常走不了幾樓就氣喘如牛；其實只要等接地那隻腳的膝關節完全挺直後，再跨下一步（圖9-7），爬樓梯就會變得很輕鬆且省力。針對腳或膝蓋無力的人，此方法亦同樣適用，可降低膝蓋的受力。上下樓樓梯時，若能夠將重心放在腳後跟，會使身體變得穩定，較不容易跌倒。

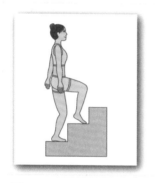

圖 9-6
彎著膝關節上樓梯，經常
走不了幾樓就氣喘如牛。

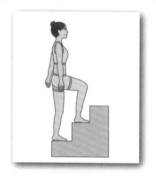

圖 9-7
挺直膝關節上樓梯，爬樓
梯就會變得很輕鬆且省力。

簡單的走路步態訓練方法

步態課程從解剖學以及人體動作學的角度，協助檢視並引領你憶起正確的走路姿勢，透過簡單動作，感受走路時身體神經肌肉骨骼系統間協調的運作。

此外，也可以漸進式的訓練來促進走路能力，例如先平地、後上下樓梯，先快後慢等步驟，再配合運用下列方法做訓練：

①企鵝腳跟走路。

②寬步態、短步長、慢步頻走路。

③先腳跟後腳尖的方式，正確走路。

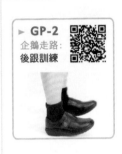

圖 9-8
企鵝走路1，
腳後跟訓練。

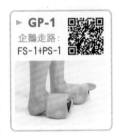

圖 9-9
企鵝走路2，拉
筋器組合應用。

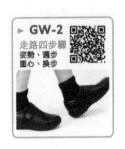

圖 9-10
走路四步驟，姿勢、
邁步、重心、換步。

注意事項

緩慢但看似異常的步態，可能讓高齡者能在沒有輔助工具下安全地行走，若無跌倒風險或影響日常活動，突然改變原有步行方式可能讓老年人因行動不熟悉而更加困擾。所以，任何的介入都必須以安全為第一考量。

而步態訓練前一定要記得將鞋子穿好，站立期可應用太極拳的概念，將意念集中在非重心的虛腳，會有益於穩定性。

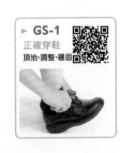

圖 9-11
正確穿鞋，步態訓練
前一定要記得將鞋子
穿好。

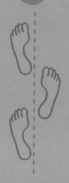

PART 10

關節自癒力！
超有效的有氧伸展操

針對不同的促進健康目的，可以延伸出不同的運動類型。全
方位的運動包括有氧運動、阻力運動（重量訓練）、伸展運
動與平衡運動。

運動治療主要是藉由運動器材及課程來強化無力肌肉、伸展
緊繃的肌肉、訓練核心肌肉及進行平衡訓練，讓肌肉及骨骼
恢復自然且正常的平衡。

運動做對了，
竟然可以改善痠痛？

錯誤運動使身體的肌肉骨骼問題越嚴重，其問題可能出自於運動強化到的是短側僵硬的肌肉，使得成對肌肉的平衡落差更嚴重並產生傷害！

01

肌力不夠，走路就會不穩

目前市面上按摩、養生舒壓館越來越盛行，由此觀察可了解到都會區大眾身體痠痛的普遍性。一般人不太重視身體痠痛背後的代表性與嚴重性，只期望用按摩或醫療改善當下的困擾，卻不去尋求徹底解決問題的方法。

當肌肉產生疼痛，會造成肌肉產生收縮及影響血液循環，使肌肉代謝的廢棄物不易被排除，讓肌肉變得更緊縮，如果疼痛不做根本的處置，會產生惡性循環，不只讓疼痛的問題更嚴重，同時會影響到肌肉關節的活動度，造成肌肉萎縮、無力、痙攣，產生關節退化的現象或病變，進一步影響到全身肌肉骨骼的平衡，促使身體姿勢產生歪斜。

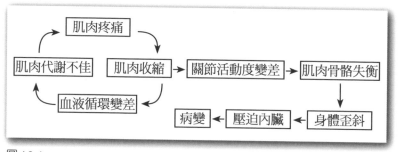

圖 10-1
痠痛循環圖

懷疑小孩發長遲緩、大人退化太快？如何評估？

當我們身體的肌力不足，在日常生活中的行住坐臥就很容易使用錯誤的姿勢，並影響到身體的平衡。如果是因體重過重或老化造成肌力不夠，身體為了支撐過度負荷的需求，只好運用較寬的步態，或是用大角度的膝關節做支撐，以支持身體站立及行走的需求，並進一步影響到身體的平衡與產生問題！

例如下圖日本人於神社活動遊街休息時，手扶神轎並用單腳或不良的站立姿勢做休息。

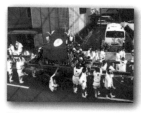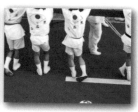

圖 10-2
日本神社活動遊街休息時，手扶神轎單腳或不良的站立姿勢。

太緊的肌肉要做伸展，太弱的肌肉要做阻力訓練

很多人會有運動後全身痠痛的經驗，特別是膝蓋有問題的人，越運動膝關節病變的越嚴重。也有人到運動俱樂部做肌力訓練，由於沒有經過教練的評估，錯誤運動使身體的肌肉骨骼問題越嚴重；而其問題可能出自於運動強化到的是短側僵硬的肌肉，使得成對肌肉的平衡落差更嚴重並產生傷害！

針對不同的促進健康目的，可以延伸出不同的運動類型。全方位的運動包括有氧運動、阻力運動（重量訓練）、伸展運動與平衡運動（針對平衡不佳者）。而運動治療主要是藉由運動器材及課程來強化無力肌肉、伸展緊繃的肌肉、訓練核心肌肉及進行平衡訓練，讓肌肉及骨骼恢復自然且正常的平衡。

一般做完按摩及整骨的處置後，如果不用運動治療來維持療效，會因肌肉不平衡的問題而失效。運動的效果必須有毅力持續一段時間才能產生效果，雖然成效較慢，卻也是改善身體痠痛最有效的方法。

肌肉是一種奇妙的器官，越使用則越強壯，越不使用則越無力、甚至萎縮。所以，肌肉可經由鍛鍊而恢復其彈性和收縮力，藉由伸展運動來改善肌肉柔軟度，運用肌力訓練來強化衰弱的肌肉。而高齡者要預防及延緩失能的最佳方案就是運動，如果學會運動就可以由自己掌握健康，藉由運動訓練也可以從根本脫離痠痛。

針對身體已經產生痠痛的人，建議參考以下的步驟來改善問題：

①找出疼痛的原因並由根本做改善：例如是否鞋子鬆大、走路步態不對、肌肉無力或太緊、姿勢異常等問題。

②用運動處置肌肉產生的痠痛：檢視與改善痠痛部位群肌的平衡，太緊的肌肉要做伸展與按摩，太弱的肌肉要做阻力或肌力訓練。

③強化心肺功能：藉由有氧運動來強化氧的能量供應與呼吸效能，讓肌肉有更多的能量來支持身體維持正確姿勢。

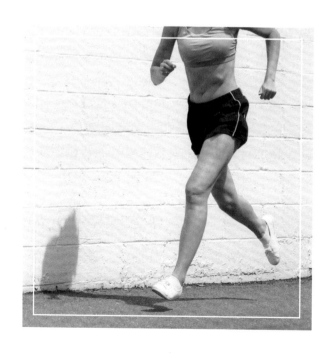

走路，最好的有氧運動

唐朝名醫孫思邈指出：「人老腿先老，腎虧膝先軟」。

抗衰老要先防腿老，而要防止腿老的最好方法是每天快走半小時，可以有助於改善呼吸、心臟、循環和肌肉系統的問題，提升攝氧能力。

有氧運動有哪些特點

有氧運動主要具有下列幾項特點：

①目的：藉由刺激氧消耗量的增加，來促進心肺循環系統與肌肉系統之能力，為促進心肺耐力的運動處方。是一種大肌群全身性、長時間、具有節律性、有氧性類型的運動，可增強心肌與呼吸效能、促進血管功能、增加有氧能量供應、降低心血管循環疾病。

②時間：每次運動至少連續 10 分鐘，或持續 20 ～ 60 分鐘／次。

③頻數：循序漸進，逐步增加運動強度與時間，也因應運動強度作調整，平均每週 3 ～ 5 天。

④呼吸：規律呼吸可提高運動效率，用鼻吸氣口吐氣可以促進有氧運動效能。

⑤強度：呼吸到有點喘又不太喘，或者運動時還可以
　說話為原則；

或者以最大心跳率百分比的 60 ～ 90％ 為原則；其
計算公式為（220 － 年齡）＝最大心跳率；例如 60
歲個案，（220 － 60）＝ 160，為其最大心跳率，
而其有氧運動強度應為下限 160×60％ ＝ 96、上限
160×90％ ＝ 144。

走路 - 世界上最好的有氧運動

　唐朝名醫孫思邈指出：「人老腿先老，腎虧膝先軟。」
很多人因腿的老化及膝蓋無力，而不願多活動。如果身體
活動減少，將造成新陳代謝減弱、血液循環減慢、心臟功
能減退、肺活量降低，胃腸蠕動能力下降。

　所以抗衰老要先防腿老，而要防止腿老的最好方法是
每天快走半小時，可以有助於改善呼吸、心臟、循環和肌
肉系統的問題，提升攝氧能力。

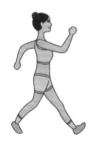

阻力訓練好處多
強化下肢、增進平衡

03

　　全身肌群都要訓練，針對走路能力需特別加強下肢與核心肌群。

　　屈伸運動為最棒的下肢阻力運動，可充分開閉股關節、促進血液循環，同時可訓練大腿的肌肉、強化下肢、增進平衡能力及預防跌倒。

阻力訓練：運用彈力帶的肌力重量訓練

　　阻力訓練又稱為肌力重量訓練，為一種運用例如槓鈴、啞鈴、壺鈴、彈力帶、自身體重等健身器械，讓肌肉因為阻力而明顯用力的肌力訓練運動。例如圖 10-3 與圖 10-4，將 60 公分長的圓圈型拉力圈套在腳上，就可以執行屈趾短肌與屈大腳趾肌的肌力訓練。

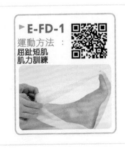

圖 10-3
屈趾短肌的肌力訓練。

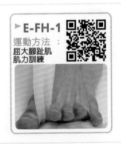

圖 10-4
屈大腳趾肌的肌力訓練。

①時間：每次勿超過一小時。

②頻數：每週 2 ～ 3 次，每個動作重複 10 次。

③呼吸：過程保持呼吸順暢不可憋氣，用力時吐氣放鬆時吸氣。

④原則：

　Ⅰ、全身肌群都要訓練，針對走路能力需特別加強下肢與核心肌群。

　Ⅱ、阻力訓練要循序漸進，高齡者以重量或阻力輕次數多為原則。

　Ⅲ、動作速度緩和，舉上與放下動作同樣重要，盡量做到最大動作範圍。

⑤強度：以能感受到適當合理疲勞的程度為原則，每部位實施 1 ～ 3 回合。

最棒的下肢阻力運動：屈伸運動

　　屈伸運動為最棒的下肢阻力運動，可充分開閉股關節、促進血液循環，同時可訓練大腿的肌肉、強化下肢、增進平衡能力及預防跌倒。運動時雙腳張開與肩同寬，腳尖微朝外，上半身的腰及背部要挺直，下蹲至大腿可承受的角度並暫停 2 秒後才站起來；而下蹲時將體重平均分散於全足腳底。

①速度：每分鐘 10 次左右為佳，蹲下的速度要慢，站上來時可快一些。

②次數：每次做 15 下為一單位，每單位中間可休息半

分鐘，可逐步增加運動量，但以不造成肌肉隔日產生痠痛為原則。

③針對不同的腿型及假性長短腿，經由專家的評估後，可進行不同髖關節轉位的屈伸運動，以強化整復及運動的效益。

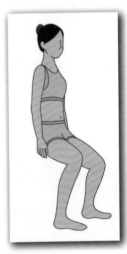

圖 10-5
屈伸運動

伸展運動的重要性

04

中醫說：「筋縮處經絡也不通、不通則痛」，筋縮容易出現肌肉沾黏、肌腱發炎、關節功能退化等症狀。

為了改善健康，必須讓身體姿勢維持正常，達成「骨正筋柔，氣血自流」的目標！

肌肉緊繃影響身體的活動度

當肌肉處於過度緊繃狀態時，會變硬且失去彈性，並影響到身體的活動度；肌肉過度緊繃也就是中醫所說的「筋縮」，中醫說：「筋縮處經絡也不通、不通則痛」，筋縮容易出現肌肉沾黏、肌腱發炎、關節功能退化等症狀。

其實人從生到死的過程，就是一個由軟變硬的過程；嬰兒氣血最暢故最柔，人老化後氣血逐漸不暢，身體也因此逐漸變硬，人死後則徹底成為僵硬的屍體。為了改善健康，必須讓身體姿勢維持正常，達成「骨正筋柔，氣血自流」的目標！

伸展運動，提升身體柔軟度不易生病

伸展的另一個名稱為「拉筋」，伸展的定義是固定肌肉的起點，然後去延長另一端，順應肌肉的走向、動作和起止

點。伸展可增加肌肉的長度、保持肌肉正常的張力、彈性、改善關節攣縮、脊椎歪斜、及相關部位的痠痛。

①原則：由於肌肉組織分為可收縮及不可收縮，伸展時要考量彈性和塑性，不要抖動或過度拉伸使肌肉變緊張。

②呼吸：拉長的時間要夠長，維持正常呼吸不可閉氣，同時必須慢（像在做氣功），才不會刺激肌肉產生抵抗的張力。

③強度：須配合每個人不同的肌肉結構、強度和柔軟度做配合，盡量伸展到有點張力或繃緊，但不會疼痛的程度。

④頻數與時間：伸展分為主動與被動二種，若由專家執行的被動伸展，配合個案的主動伸展，也就是治療加自療，就會產生最佳的效果。

伸展運動種類

①被動伸展

當肌肉產生被動性縮短，例如姿勢不正確或受傷，並且已產生軟組織沾黏、肌腱發炎、關節功能退化或障礙等現象時，由於患處易於產生疼痛，而難以由個案自行做主動伸展，必須先藉由專業的醫療復健儀器或專家徒手治療，將緊繃的軟組織做緩慢的大角度伸展，接著再由個案回家進行「主動伸展運動」；經由重複的被動與主動伸展，才能有效改善肌肉緊縮的問題。

②主動伸展

主動伸展的方法須運用穩定且慢的速度對肌肉做三階段性的運動，其方法如下，中間可休息 5 秒，一次療程 15 次。

Step 1、輕鬆伸展 15 秒：將肌肉慢速延展到有一點不舒服的位置，不可過度伸展且不做反覆來回的動作。

Step 2、等長伸展 15 秒：輕輕慢慢的做等長收縮肌肉，此時關節不產生任何角度變化，讓肌肉用力產生主動性縮短的結果。

Step 3、再伸展 15 秒：停止收縮肌肉，吸氣吐氣後再伸展至極限。

下肢伸展運動

足底筋膜的不適，經常和緊繃的小腿肌肉相關聯，所以，為了根治足部疼痛，伸展下肢肌肉就顯得很重要。可以藉由半圓拉筋器同步做腳底的按摩與下肢伸展，得到最佳的效益。

伸展的流程為足部踩在拉筋器上，抬頭挺胸站立，骨盆以上的身體擺位要正，然後將身體的重量移轉至腳跟。並依個人平衡能力及伸展的需求，可選擇一次只伸展一隻腳或二隻腳同時做伸展。再依個人伸展力道的需求，調整腳掌踩在拉筋器表面的位置，原則上腳掌越往前移的伸展強度與角度越大，並逐步增加伸展力道或雙腳交替重複運動。

伸展時，先運用身體重量將重心集中在雙足腳跟 15 秒後，讓腳跟微離地休息 5 秒後，重複上述動作。可進行深

呼吸、縮小腹、雙手自然下垂後，同時做彎腰的動作，彎到底限後暫停 15 秒後，再回復立姿。

針對最難伸展的腳底橫弓，可以將五隻腳趾伸展開到最大角度，橫跨在半圓拉筋器的曲面上，然後藉助體重下壓，使橫弓得到最大的伸展角度。

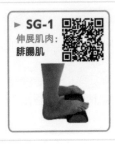

圖 10-6
伸展腓腸肌，藉由半圓拉筋器同步做腳底的按摩與下肢伸展。

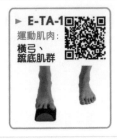

圖 10-7
伸展足部橫弓，五隻腳趾伸展開到最大角度，橫跨在半圓拉筋器的曲面上。

地板運動，讓老化速度變慢

05

當年紀大了或生病之後，身體動作也逐漸由站退到坐，由坐退到躺。

因而，在還沒有躺下之前，可以運用爬行運動讓老化的速度變慢，甚至反過來促進站立的能力。

站立與躺下的動作覺察

直立姿勢對於維護人類的生活而言，是件相當重要的條件，但是人在站立時，因身體處在一個沒有支撐的立體面，難以自我覺察姿勢是否有誤。其原因在於人類站立時，習慣運用過度收縮的肌肉來維持脊椎的支撐，只有在躺下來時，身體的肌肉骨骼系統處於放鬆靜止狀態，才可以讓讓身體的感官恢復正常敏銳的狀態，能覺察到身體的動作。

所以，當人們躺在地上、或在地上爬行時，因為肢體或背部與地面有接觸，也比較有空間感，也知道身體處在什麼位置。

地板運動範例

古代有句諺語說：「七坐、八爬、九站立」，就是在說明人類由嬰兒時期開始，每個階段都會有不同的動作技巧發

展；當年紀大了或生病之後，身體動作也逐漸由站退到坐，由坐退到躺。因而，在還沒有躺下之前，可以運用爬行運動讓老化的速度變慢，甚至反過來促進站立的能力。

為了讓不同肢體狀況與身體能力的人，進行不同困難度的爬行運動，規劃了模仿四足動物爬行的動作，再搭配坐或躺在地上，運用四肢協調動作來模仿走路的運動，以增加走路靈活度的能力。而藉由這樣的訓練，也可以認識上背、下背與走路的關係，了解身體肌肉的運作情形。

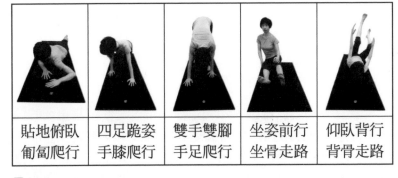

| 貼地俯臥
匍匐爬行 | 四足跪姿
手膝爬行 | 雙手雙腳
手足爬行 | 坐姿前行
坐骨走路 | 仰臥背行
背骨走路 |

圖 10-8
地板運動，不同困難度的爬行運動，增加走路靈活度。

三種不同困難度的爬行運動

參考嬰兒學爬行的成長過程，規劃了三種不同困難度的運動：包含基礎的匍匐爬行、手膝爬行與較困難的手足爬行。

①目的：活動髖關節及肩關節、減輕腰椎負荷、訓練肩膀肌群；可以使肌肉變得更有彈性與張力、鍛鍊腦部的前庭系統以維持身體平衡。

②呼吸：爬行是很好的有氧運動，爬得越快深呼吸也更多。原因在於當手臂向前伸展時橫膈膜也被拉開，會吸入大量氧氣；當下肢向上移動時橫膈被壓縮，會從肺部吐出大量廢氣。

③原則：過程中要保持核心的穩定，動作要慢不要急。

坐骨走路：改善腰痛、骨盆回春、還有塑身效果

坐的時候因為身體重量集中在腰臀部，對脊椎的壓力負擔很大；如果在椅子上坐太久，身體就會不自主的尋找「久坐不累」的不良舒適姿勢，因而造成骨盆變形變大，也會讓骨盆支撐的內臟往下掉，壓迫到子宮、膀胱、腸胃，對身體產生不良的後遺症。懷孕會使支撐內臟的骨盤底肌變衰弱，導致肚子凸出來、腰間肥肉變多，並產生腰痠背痛。

①功能：

Ⅰ、由於坐骨就像是骨盆下方的滾輪，藉由坐骨走路能學習如何正確坐在坐骨上，能夠讓脊椎放輕鬆。

Ⅱ、塑身效果：坐骨走路可以提升骨盆底肌彈性，使臀部和腰部變得緊實，讓骨盆恢復到原來的位置，縮小屁股，同時跟小肚肚說掰掰，也能達到減肥和雕塑下半身的功效。

Ⅲ、骨盆回春：用坐骨走路時，骨盤完全承受了我們上半身的體重，這個重量具有強力的矯正效果。持續鍛鍊臀部與骨盆周圍肌肉，就能讓內臟位置歸位。

Ⅳ、改善腰痛：用坐骨走路能鍛鍊腹斜肌，消除腰圍週邊過多的脂肪，可使腰部變緊實，改善腰部的疼痛。

②原則：運動過程腿部的動作不是來自腰部腹肌，而是來自坐骨側上方的髖關節肌群的運動與骨盆底肌肉。

③動作：

Ⅰ、坐下來腿伸直：放鬆腳踝，手輕放在大腿上；針對骨盆容易往後傾的人，可以把手放在腰部讓骨盆挺直。

Ⅱ、用臀部往前走：坐骨與地板垂直挺起上半身，背部放鬆，微彎膝蓋並以右左左右的移動方式往前推進。

背骨走路：訓練核心肌群，增進走路靈活度

①目的：

Ⅰ、透過四肢協調的動作，了解身體屈肌對角線的運用。

Ⅱ、訓練身體前側的核心肌群，增進走路靈活度。

Ⅲ、了解手和上背、腿和下背運動時相互的關系。

②原則：

Ⅰ、動作要領為躺在地墊上，雙腿和雙手朝向天花板，輕鬆地飄浮在空中。

Ⅱ、全程下背要貼地，背部儘量放鬆，覺察二側肩

胛骨和骨盆與地墊的接觸。

Ⅲ、將同側的肩胛骨和骨盆一起上提，向頭頂的方
　向移動，再交替另一側。

③呼吸：維持正常自然呼吸，不可閉氣。

地板運動器材－調整型運動地墊

應用超細纖維布加上高密度開孔的 HDPU 材質的地墊，
有助於運動的進行；該地墊具有下列幾項特點：

①輕量：輕量化的仿砂灘材質地墊，易於用捲或摺的方
　式做收納或移動，可做為個人較大動作，例如大禮
　拜、爬行運動、步態或平衡訓練的輔助器材。

②安全：表面柔軟但是腳踩的觸感是硬的，運用其彈性
　及良好的抗壓縮特性，可保護肢體或關節於運動時不
　會有摔傷或撞傷的風險，手腳的皮膚不會摩擦受傷。

③衛生：透氣、吸濕、抗菌，不易有臭或污染的困擾，
　可用酒精消毒或水洗方便清洗。

④簡易：讓手腳動作可以順利完成，不會產生滑溜或太
　澀而爬不動的困擾。

⑤平衡：經實驗證實，本材質有益於人類站立時的穩定
　性，特別適用於平衡能力較弱者的運動保護。

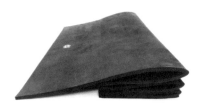

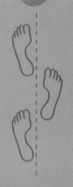

PART 11

平衡訓練，
讓你不再害怕跌倒！

預防跌倒除了增加肌耐力，保持身體柔軟度與耐力外，平衡訓練也很重要！

防跌對老人家非常重要，步態不穩和平衡問題是最常見的跌倒原因。

防跌的訓練能保持身體柔軟度與耐力，預防關節僵硬無力，萬一跌倒時，能有應變的反應能力。

預防跌倒，平衡感最重要

走路的步態要正確，不可以用腳掌拖地走路。

身體能力較弱的人，必須借助拐杖增加站與走的穩定性；視力不佳的人需戴眼鏡。

01

預防跌倒的三大改善策略

預防跌倒有三個方向的改善策略：一是創造安全的防跌環境、二是防跌的預防措施，讓身體有比較好的能力來避免跌倒、三是防跌的訓練，遇到跌倒意外時，身體有比較好的應變能力，讓跌倒的傷害可以降到最低。

策略一：創造安全的防跌環境

①排除生活空間的障礙物，保持流暢的動線：如家具擺放固定，勿隨意變動、走道及樓梯要保持淨空等。

②照明充足：長者經常活動或容易跌倒的地方，照明要充足，夜晚應留夜燈。

③合宜的設施：浴室廁所及樓梯應設扶手、踏墊應加以固定、座椅及床的高度適合長者起坐。

④地面保持乾燥，勿潮濕或光滑。

策略二：防跌的預防措施

①行走：走路的步態要正確，不可以用腳掌拖地走路。

②下床：下床或起身的動作要緩，最好是手扶床站穩後才移動。

③變換姿勢：不要突然蹲下或站立，站起來的動作速度放慢，站立穩定後才跨步。

④合宜衣著：儘量採用舒適合身的衣服、褲子裙子不可過長、鞋子需合腳與正確穿著，最好鞋底具防滑性，避免穿著寬鬆的襪子行走。

⑤服藥：服藥的階段必須放慢行走速度，或手扶著東西走路。

⑥輔具助行：身體能力較弱的人，必須借助拐杖增加站與走的穩定性；視力不佳的人需戴眼鏡。

策略三：防跌的訓練

①平衡訓練：藉由平衡訓練來增加穩定度。

②運動訓練：藉由類以太極拳、健走、跳舞的運動來訓練下肢肌力、伸展筋骨、增加肌耐力，保持身體柔軟度與耐力，預防關節僵硬無力，同時增進萬一跌倒時應變的反應力。

③老年人跌倒時，下意識的反應會以手掌著地或跌坐，易造成手腕的橈骨或髖骨的斷裂。因此，萬一跌倒時，應盡可能雙手雙腳彎曲，以類似柔道「肩部著地」的動作，以降低跌倒時所受的衝擊力。

平衡測驗，評估預防跌倒的能力

02

平衡測驗的對象，通常為老人與小孩，評估平衡能力、預防跌倒。

為增加平衡的能力，建議可做阻力、伸展與走路訓練，增加肌肉張力、肌力、柔軟度與關節活動度的運動。

平衡測驗方法

平衡測量結果與訓練方法，目前尚缺乏標準的方法，難以比較運動對於平衡的效果。另外由於平衡測驗很複雜，例如「單足立測驗」只能代表平衡的一部份，因而建議採取綜合性平衡測驗方法，來評估平衡的能力。

平衡測驗定義

①適用對象：老人與小孩預防跌倒，運動員預防傷害。

②影響因素：生物力學，神經學（視覺、本體覺、前庭系統）及環境系統。

③運動處方：阻力、伸展與走路訓練，增加肌肉張力、肌力、柔軟度與關節活動度的運動。

④運動工具：拉筋器、泡棉地墊、地板平衡木。

平衡測驗方法

應用穩定度極限，做為平衡的間接測驗指標；分靜態與動態二種測驗。

- 第一種「靜態平衡測驗」：修正式 Romberg 單足立。
- 第二種「動態平衡測驗」：功能性體前彎。

階段平衡功能測試

常見的平衡功能測試，主要有下列幾種方法，也各有其特色：

①開閉眼單足立（信度好）。

②腳跟接腳尖站。

③走直線。

④走圓弧線。

⑤走平衡木。

⑥踮腳尖走。

第一種
靜態平衡測驗——修正式 Romberg 整合臨床測驗

①原理為運用較窄的基底面積做測驗，用來區分老人平衡能力屬於不佳或可接受。

②降低受測者觸覺與本體感，測試視覺、前庭覺對平衡系統的影響。

③睜眼站在泡棉軟墊上，雙手交叉置胸前，腳跟接腳尖前後站二種測試，記錄可維持姿勢穩定的時間。

④前後站能力與走路速度具相關聯，測驗結果是預測跌倒風險的重要因子。

⑤一旦個人的失敗時間低於 20 秒，跌倒的機率就會增加三倍以上。一般來說，參與者在 60 ～ 69 歲階段都跨越了 20 秒的門檻。

第二種
動態平衡測驗——Springer 單足立測驗

①效度與老人步態表現、跌倒風險、日常生活活動能力 ADL 具相關聯。

②靜態平衡測驗五大步驟：

Step 1：踢球決定慣用腳。

Step 2：雙手交叉置胸前。

Step 3：慣用腳赤腳站立後開始計時，另一腳離地後靠近但不可接觸支撐腳的腳踝。

Step 4：受測者睜眼測試時將目光放在與眼睛同高的位置。

Step 5：結束測試因素：雙手未交叉用手維持平衡，離地腳遠離支撐腳或觸地，支撐腳移動；時間勿超出 45 秒，測三次取平均值。

③常模

年齡	睜眼（秒）		閉眼（秒）	
	女性	男性	女性	男性
18 ～ 39	45.1	44.4	13.1	16.9
40 ～ 49	42.1	41.6	13.5	12.0
50 ～ 59	40.9	41.5	7.9	8.6
60 ～ 69	30.4	33.8	3.6	5.1
70 ～ 79	16.7	25.9	3.7	2.6
80 ～ 89	10.6	8.7	2.1	1.8

動態平衡間接測驗——
功能性站立姿體前彎平衡測驗

①適合年長者與孩童，一致性效度為 0.64（單足立），再測信度為 0.86。

②透過手臂可達最遠距離，而不失去平衡或移動雙腳的能力。

③將直尺平行地面固定於牆壁與肩峰同高處。受測者與肩同寬站立，並與牆壁平行，右手握拳，然後右手舉起且肘關節伸直，直到拳頭至尺的高度，起始點是第三掌骨遠端所到的距離；然後要求受測者盡可能向前，但不可跌倒或移動腳，記錄尺上的最遠距離；記錄前後二個距離的差值。

④老人跌倒風險常模：

低度 25.4cm、中度 25.4 ～ 15.24cm、高度小於 15.24 cm。

平衡訓練，提高老人預防跌倒的能力

平衡訓練、敏捷性與本體感覺訓練能有效的預防跌倒。

針對銀髮族或平衡力不佳的人，藉由不同的材質，刺激腳底的本體感受器功能，進而影響人體的平衡能力，並產生不同困難度的平衡訓練效果。

什麼是平衡訓練

平衡為一複雜的概念，是老年人功能性體適能中的重要因素，而平衡訓練是體適能產業十大重要趨勢之一。平衡訓練、敏捷性與本體感覺訓練能有效的預防跌倒。

人的平衡能力分成靜態與動態二種，靜態平衡維持站和坐姿的平衡，動態平衡維持走路和動作轉位的平衡。由於人的本體感覺功能異常、動作協調不良、肌肉力量不足、關節角度變形、足部變形等因素，會改變人的靜態平衡，並產生歪斜的站姿和坐姿，而動態平衡不佳時走路容易跌倒、手腳的動作會較不協調。

①目的：預防跌倒。

②頻數：每週應至少進行 3 天的平衡訓練。

③時間：每次至少 15 分鐘。

④原則：

Ⅰ、平衡訓練運動處方需應該針對客戶的需求、目的、
年齡與身體活動狀態，編排個別化的課表。

Ⅱ、針對單一平衡能力不良或步態的不良，安排針對
性的訓練會比綜合性的訓練更有效促進平衡。

階段平衡訓練預防跌倒

為了改善平衡不佳的問題，可以分別踩在不同的腳底
介面，包含地板、地板平衡木、軟墊或半圓拉筋器等不同
器材，以產生不同的訓練難度，同時依據以下幾項原則，
做漸進式階段性增加姿勢控制困難度的訓練，而改善平衡
的能力。

①由簡單至困難的動作：例如由雙腳站立至單腳站立，
由雙手伸展至抱胸，由站在硬地板改為軟地板。

②由大的接觸面積至小的接觸面積：例如由雙腳站立
至用單腳的腳尖站立。

③由張開眼睛至閉眼做動作：平衡感差的人，做此動
作時旁邊需有安全維護人員。訓練動作的標準流程
為：

Step 1、預備：站立，膝蓋伸直，雙腳併合，手扶在
前方桌子或牆壁，身體背後為牆壁以避免跌
倒往後傾的風險。

Step 2、動作：慢慢將手離開桌子或牆壁，儘量維持
平衡 15 秒後，再回到預備位置。

半圓拉筋器訓練平衡

可運用半圓足弓造型、半軟硬具有支撐性、面與底部皆具有止滑性的半圓拉筋器（圖 11-1）來執行平衡訓練（圖 11-2）。

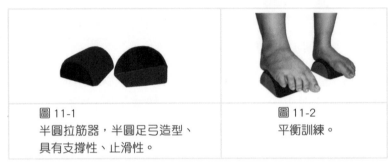

圖 11-1
半圓拉筋器，半圓足弓造型、具有支撐性、止滑性。

圖 11-2
平衡訓練。

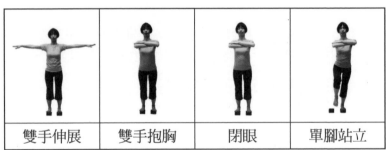

| 雙手伸展 | 雙手抱胸 | 閉眼 | 單腳站立 |

階段性平衡訓練

地板平衡木訓練

體操比賽時，會使用 10 公分寬度的平衡木，來測試受測者的平衡力；針對銀髮族或平衡力不佳的人，為了安全起見，可以運用具以下特性的高密度發泡材料（圖 11-3）做平衡訓練（圖 11-4），使受測者的足部得到最佳的支撐。

①輕量：輕量化的平衡木運動墊材質柔軟，易於用捲或摺的方式做收納或移動，可做為個人的平衡訓練器材。

②安全：運用又薄又有彈性的平衡木，於地面上做平衡木運動，不會有由高處摔傷或木頭撞傷的風險。

③分級：藉由不同的材質，刺激腳底的本體感受器（proprioceptors）功能，進而影響人體的平衡能力，並產生不同困難度的分變平衡訓練效果。

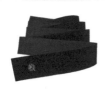

圖 11-3
高密度發泡材料的
地板平衡木。

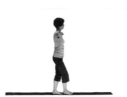

圖 11-4
運用又薄又有彈性的
地板平衡木訓練。

引用論文——

《發泡材料墊對人體站立穩定性影響及其維持時間》

①平衡木材料測試結果

請受測者分別站在地面、Latex 與 HDPU 三種材質的地墊上，原地踏步走路 5 分鐘後，運用 Nintendo Wii Balance Board 做測試，量測人體動態重心偏移 COP（center of pressure），進行為時五分鐘的實驗：實驗的結果顯示，在 HD-PU 地墊行走後，會比在地面或 Latex 上行走，具有較好的平衡感（身體前後位移的值較少）。

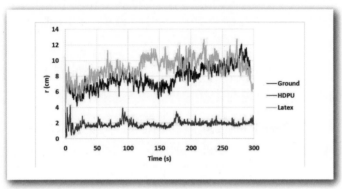

圖 11-5

平衡木材料測試結果

地面為深藍色曲線、HDPU 為紅色曲線、Latex 為綠色曲線

②平衡木材料站立測試結果

請受測試者睜眼站在 AMTI 平台（量測人體動態重心偏移 COP 的儀器）上，進行各為時兩分鐘的平衡實驗：從 X 軸方向結果顯示，與 Latex 墊子相比，當踩在 HD-PU 墊子時，確實顯示出較好的平衡感（CI 值較高）

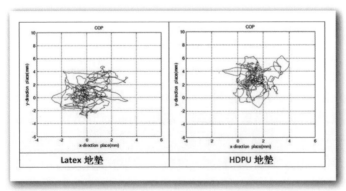

圖 11-6

平衡木材料站立測試結果

③平衡木材料走路測試結果

測試兩種不同的材質 HD-PU 與 Latex，暨六種不同的步態走法，對於人的平衡狀態的影響。

六種步態分別為 A. 直線穿鞋走平地；B. 平衡木穿鞋走平地；C. 平衡木赤腳走平地；D. 平衡木走乳膠地墊；E. 平衡木走 HD-PU 材質；F. 直線走 HD-PU 材質。

平衡狀態的好壞分別利用 Wii 的平衡板與實驗室的 AMTI 儀器量測做比較。

實驗分析結果發現 Wii 與 AMTI 儀器量測志願者 COP 的面積大小趨勢是一致的。同時發現以平衡木方式走乳膠地墊材質 3 分鐘後，九位志願者 COP 面積的大小有減小；下圖為 （a）（b）二位受測者之 COP 之 XY 軸數據

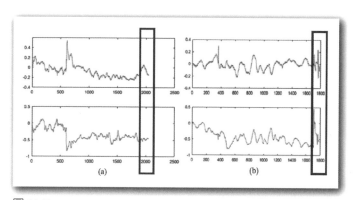

圖 11-7
平衡木材料走路測試結果

綜合平衡訓練

模擬生活功能的動作，包含固定的坐姿、站姿、走路、椅子上起身、椅子之間移動，安排做針對性的訓練動作。

訓練的重點如下：

①運動頻率：每週 2 ～ 3 次，每次 45 ～ 60 分，持續 3 ～ 6 個月。

②漸進式阻力訓練：踝關節背屈肌與蹠屈肌、膝屈肌與膝伸肌、髖關節外展與內收肌群。

③神經肌肉訓練：步態、平衡、協調性、敏捷性、本體感覺訓練。

④降低基底面積：雙腳靠攏站、雙腳部份前後站、雙腳前後站、單腳站。

⑤挑戰身體重心：雙腳交替直線走，連續轉身。

⑥姿勢相關肌群運動：腳跟站立與腳尖站立、降低感覺輸入如閉眼。

動作技能分析－走路基本動作

動作重點如下：

①前進或倒退走：

1-1、步態啟動：在要求走路後的即時反應是否有任何猶豫或多次嘗試啟動。

1-2、步長和高度：擺動的腳是否超過站立的腳且腳底不會摩擦到平衡木。

1-3、步伐對稱性：左、右步長應相等。

1-4、步伐連續性：步伐之間不會中斷。

1-5、平衡：走路時兩腳超出平衡木。

1-6、軀幹：是否無明顯擺晃。

1-7、節奏：是否流暢。

②腳跟接腳尖前進或倒退走。

③跨障礙物前進或倒退走。

牙齒咬合不良？
會影響身體平衡感

口腔咬合能力居然和行走具有相關聯性！

牙科醫師主張做牙齒矯正，一定要將腳的問題處理好，穿鞋與走路也要正確。

牙齒咬合不正時會磨牙、會破壞身體平衡，改變姿勢與走路。擁有一口健康的牙齒，醫療花費愈少、愈長壽。

04

如何由臥床插管，進步至能走路

研讀《0～100歲都需要的咀嚼力》一書中，看到一篇非常感動的故事。內容提及福岡醫院齒科大學副教授塚本末廣的母親69歲，因肺炎住院插管維生四個月，轉院改用口進食半年後，居然進步到能海外旅行。

他媽媽肺炎住院前因以口服藥而具有吞嚥能力，於醫院住院四個月，肺炎臥床使用IHV（靜脈高營養）加上用插管維生；轉院時因假牙被取走，處於無法咬東西的狀況；患有乾口症，舌頭因口腔念珠菌感染而變色且有裂紋。

轉院前原來的醫院說「移動病患的話，病患會喪命」，後來還是選擇轉院至致力於恢復口腔功能的福岡復健醫院。治療過程先進行口腔照護、清潔口腔、重新裝上可咬的假牙；由於能咬，唾液開始分泌而解決舌頭乾燥問題；接著拿掉IHV，改由口腔少量進食照護餐點，原本臥床的她開

始在床上用餐。

二週後居然可以自行移動輪椅，並開始步行等復健；不久已經能扶欄杆行走；透過咀嚼進食和步行訓練，肌力和平衡感都變好；二個月後出院，並於半年後海外旅行。很訝異的發現，口腔咬合能力居然和行走具有相關聯性。

口腔的疾病要即早治療，會破壞身體平衡、容易跌倒

在因緣際會下，認識了專門做兒童牙齒矯正的曾婉青醫師，讓我有機會開始研究口腔與足部的相關聯性。曾醫師服務有一個特點，她主張做牙齒矯正，一定要將腳的問題處理好，穿鞋與走路也要正確。所以，她在做牙齒矯正前，也同步做了一系列的足部評估。她不只做臨床也同步在研究吞嚥＆消化、咬合＆發音、姿勢＆身體結構、口呼吸＆牙齒＆臉型的問題。

進一步研究發現以下重要的結論：

①**嘴巴張開呼吸的風險**：嘴巴張開的人，由於牙齒的咬合偏差，頭會前伸而產生駝背姿勢，造成頭頸部肌肉緊繃、背部斜方肌衰弱、氣管狹窄、鼻子呼吸不順而改用嘴巴呼吸，容易得到肺炎，顏面肌肉因鬆弛而呈現老化的外觀。

②**駝背影響頭部**：由於人類頭的重量占身體體重的10%，駝背前傾會改變身體重心；駝背時為了使腦部維持水平，身體會抬高齒顎伸長脖子，頭蓋骨與頸部骨頭之間就會呈現彎曲堵塞，腦脊髓液被阻塞，造成腦部功能下降。

③牙齒會影響平衡：牙齒咬合不順時會磨牙、會破壞身體平衡，改變姿勢與走路；不適的假牙會造成頸部肩膀肌肉負擔，而缺牙不配假牙時，由於下顎不穩定，頭與身體重心會產生改變，容易產生跌倒的風險。

咬合是影響身體結構平衡的關鍵

牙齒在人體的大結構上扮演重要的角色，顎骨發育不良不只會影響咬合、吞嚥，還會造成身體結構失衡，肩頸痠痛、頭痛與駝背；牙齒排列不整，不只影響美觀，也會干擾咀嚼、發音，還有睡眠品質。

改善牙齒的咬合狀態，加上正確的咀嚼動作，可以刺激、活化大腦神經，調控全身平衡的樞紐，牽引全身肌肉的連動。

舌頭的秘密

在做站立的平衡測試時，如果遇到平衡能力超強的個案時，我會請受測者將口腔打開，再做一次測試時，站立的平衡能力立即明顯變差。接下來再做舌頂上顎的動作後，站立的平衡能力立即明顯變好。

由此平衡的體驗活動發現，原來舌頭與平衡能力具有相關聯性。能舌頂上顎的人都是體態好、身體健康有力量的人。舌頭有問題的人，走路協調性不好，人就變得沒有力量；舌頭無力抬不上去的人就會改用口做呼吸；舌頭異常用力會推動牙齒與臉頰，把口腔推成異型，如下巴戽斗。口腔肌肉與舌頭的使用習慣會塑造人的口腔，並與身體的

健康產生連結。

高齡口腔照護的重要

　　家中長輩如果吞嚥不佳，胃口不好，導致營養狀況惡化，體力下降，未來就容易失能臥床。飲食時嗆到、口咽分泌物流到氣管、病菌侵犯肺部，會導致吸入性肺炎，更是國人名列前茅的死因。

　　日本有臥床的老人在調整假牙加上訓練咀嚼後，可以自己行走；也有失智症患者在裝上假牙之後，記憶力變好、可以清楚說話。一般人能夠擁有愈多數量健康的牙齒，醫療花費愈少、愈長壽。

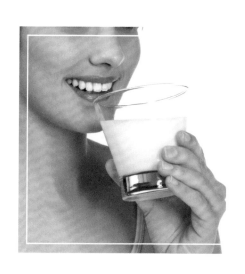

地板平衡木訓練，讓你站更穩

05

地板平衡木運動，所需使用的肌力少，卻需很高的平衡技巧、靈活性及反應性，有利於預防跌倒。

因應每個人不同的平衡能力，提供不同層級的平衡訓練。透過有趣好玩、具挑戰性的課程，逐漸進步。

地板平衡木運動

地板平衡木運動（Floor balance beam movement）主要是為了讓平衡能力較弱者，所設計的平衡能力訓練與競賽活動。本運動將體操競賽難度分級的概念，運用制定為平衡木訓練計畫，藉由：跳躍、平衡、旋轉等動作，考驗在執行這些動作時，是否展現良好協調性、柔軟度、肌力。此運動所需使用的肌力少，卻需要很高的平衡技巧、靈活性及反應性，有利於預防跌倒。

適合對象

①適合於年長者、輕度肌肉骨骼障礙者，或輕度腦部損傷者的運動訓練。

②針對平衡能力不良、沒有受過平衡訓練，以及想要預防跌倒的人，提供較安全的訓練條件。

③運用站在地板平衡木上面能站得更穩的特性，對老人而言是相對安全的訓練器材；進階更換不同材質的地板平衡木，使人左右平衡更不穩定的特性，可以得到更好促進平衡能力的訓練效果。

④參考利用體操比賽的概念與規則，使平衡木訓練具有進步性與挑戰性，可促進運動的推廣與運作。

⑤可對應每個人不同的平衡能力，提供不同層級的平衡訓練。

課程架構

①課程分成三個：免費體驗課，基礎班＋進階班；體驗課程中加入簡單的衛教，例如：平衡能力與跌倒的關係、為何要訓練平衡？另外，進行執行的前、後測，以執行能力分級和日後比較進步性。

②依據美國運動醫學年會建議，暖身10分鐘＋平衡練習，2～3個動作10分鐘＋下肢肌力練習，1～2個動作5～10分鐘＋綜合性訓練（互動式、遊戲）10分鐘＋緩和；每個步驟期間皆有喝水喘口氣的時間。

③課程安排不可以太嚴肅，要好玩，像在玩團康。

體驗課程

步驟	名稱	時間	動作
1	平衡能力測試	5分	1、開閉眼單足立（30秒），2、腳跟接腳尖站 3、踮腳尖走，4、腳跟接腳尖走
2	暖身運動	10分	動態暖身與伸展，增加關節活動度
3	平衡練習	10～15分	練習2～3個動作，漸進式搭配不同等級動作，使具有挑戰性，見到進步性
4	下肢伸展或肌力訓練	5～10分	1～2個動作；肌力會嚴重影響平衡，針對下肢不同肌群提供訓練
5	綜合性訓練	10～15分	互動、遊戲與功能性訓練
6	緩和運動	5～10分	休息喘口氣
7	平衡能力測試比較進步性	5分	1、開閉眼單足立（30秒），2、腳跟接腳尖站，3、踮腳尖走，4、腳跟接腳尖走

表 11-1 地板平衡木運動動作表

站立手平舉	站立手高舉	站立手抱胸	站立單腳蹲
靜止跪立水平	前側波浪 平衡立	前波浪針立	站立單腳抬

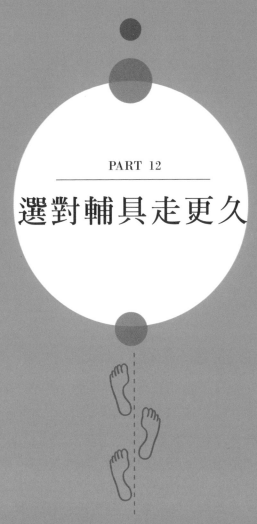

PART 12

選對輔具走更久

適當的輔具能加強長者站立或行走的穩定度與支撐力，並減少二度傷害的風險。

足部輔具該怎麼挑、該如何使用才正確？正確選用足部輔具才是成敗的關鍵！

腳痛要穿軟墊或硬的矯正鞋墊？選擇適合的鞋墊，才能導正步態、站得穩、走更久。

輔具很重要，
鞋墊怎麼挑、如何用？

01

　　鞋墊就像是電腦的核心，選對鞋墊，鞋子穿起來舒不舒服有很大的影響！

　　輔具不僅能為身體不方便的人，帶來不一樣的生命，還能讓一般人的生活更輕鬆便利！

如何正確選用足部輔具

　　輔具的定義為「能夠幫助人類達到活動及各種功能目的」的輔助器具與工具，例如助聽器、輪椅、眼鏡等，都算是輔具。輔具不僅能為身體不方便的人帶來不一樣的生命，還能讓一般人的生活更輕鬆便利！

　　足部輔具就是能進行足踝部支撐及調整足部受力分佈，以達到幫助行走及減輕足部疼痛之輔助器具。從其它國家使用足部輔具之經驗分析，足部輔具最常使用之項目為：矯正鞋墊、拖足板及矯正鞋。針對走路有障礙，可提供的輔具，包含行動用的輪椅、矯正鞋、義肢、特製車輛、助行器、拐杖、足部副木及鞋墊等，種類非常多。

　　使用輔具行走，一般會減低步行速度，但是行動輔具，例如拐杖和助行器，可減少關節疼痛的負擔，而增加整體穩定度，改善老年人的步行穩定度。

要選擇何種行動輔具，取決於使用者需要的感覺回饋與體重支撐量來決定。

①腳有障礙時的輔助：腳變形、腳疼痛、後跟老化、腳踝外翻。

②腿有障礙時的輔助：長短、OX 腿、膝關節變形、肌肉無力或緊繃。

③使用拐杖的目的在減少關節疼痛或改善下肢無力的步行能力；拐杖要拿在好邊而非患側，使用拐杖或助行器，高度要調整至手腕高度或手肘彎曲 20° 至 30°。

④初次使用輔具時需要學習新的步行方法，透過短期的復健訓練，以便快速熟悉動作模式。

如何正確選用功能鞋墊

日前有位中年拇趾外翻的婦女，她說自己很重視保健，也很在乎她拇趾外翻的問題，研讀了很多相關足部的問題，也尋找了中西醫各種治療足疾的方法，但一直沒根本解決她腳底不適的困擾；接著她由袋子中倒出一袋她買過的鞋墊（圖 12-1），從百元至上萬的單價都有！真讓人深深感慨足部健康教育與實況的落差！

為了迎合不同腳對

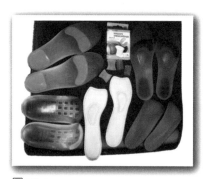

圖 12-1
一直沒根本解決她腳底不適的困擾，買過百元至上萬的鞋墊樣品。

鞋子不同的需求，運用材料科技及生物力學技術所製造的功能鞋墊就因應而生，除了被用來克服傳統鞋墊的問題，更進一步被用來產生舒緩腳底疼痛，穩定足踝部及改善身體平衡的效益；不同的功能鞋墊就像電腦的雙核心，可促進雙腳站立及行走的能力。以下說明選用功能鞋墊最簡單且有效的原則，那就是：**腳會告訴你答案！**

如果是硬的鞋墊，穿起來是軟的感覺，或者是軟的鞋墊，穿起來是硬的感覺就會有效。其原因在於如果硬的鞋墊不合腳就會疼痛，軟的鞋墊如果穿起來是軟的感覺，它就缺乏好的支撐性＆穩定性！

選用功能鞋墊的原則

由於不同的足部問題與不同的鞋子，就會有不同的組合與影響。所以選用功能鞋墊時需考量下列幾項因素：

①考量腳的問題與鞋墊長度：

Ⅰ、3/4 長：適用於只有中足及後足的問題、或鞋子空間不足者

Ⅱ、全足式：適用前足區有問題者，如蹠底疼痛、拇趾外翻、爪形足、長短腿

②評估鞋子空間的限制：

每雙鞋子皆已附有一雙鞋墊，而原有舊鞋墊的厚度就已經決定鞋子內可用的空間；舊鞋墊的厚度及是否可否被移除，對功能鞋墊的選用影響很大，而這也是最大的限制。改善方式如下：

Ⅰ、拆除舊墊：選用接近舊墊厚度的全足式鞋墊或

3/4 長足弓墊加上全足的表面鞋墊做置換。

Ⅱ、置於舊墊下：將薄的舊墊由後跟剃除至腳掌的位置，然後將 3/4 長足弓墊置於舊墊下使用。

Ⅲ、置於舊墊上：直接將 3/4 長足弓墊置於舊墊上使用；需注意是否有鞋子變得太緊，或是底太軟的負面影響。

③考量使用目的與材質軟硬：

Ⅰ、軟墊：對局部疼痛或有摩擦的部位做暫時性的止痛處置，例如足後跟老化造成的疼痛。

Ⅱ、半軟硬：使用不易變形的半軟硬材質，支撐腳底關鍵部位以改善行走時造成的足底疼痛。

Ⅲ、硬材質：矯正的目的；大部份為訂製品，以避免造成足底疼痛。

④何時需要訂製功能鞋墊：

由於每一雙功能鞋墊都需要一副模具來成型加工，所以，大部份市售的功能鞋墊只能依靠幾個標準腳型加上尺寸來供應。如果遇到自己的腳與標準的模組不合，或是左右腳差異太大，那只能進行訂製的流程（圖 12-2）。它就像老花眼鏡有幾個標準的度數，如果左右眼視差大，或是有特殊需求，那就必須到專業的單位配眼鏡。

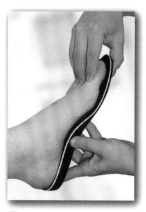

圖 12-2
遇到自己的腳與標準的模組不合，只能進行訂製鞋墊。

找到對的、適合自己的鞋墊
就能舒緩疼痛

同樣的腳與鞋子，只要更換對的、適合自己的鞋墊就會有明顯的幫助！

疼痛影響病患生活品質最甚，臨床上也以解除疼痛為首要治療目標。

引用論文——

《模組墊片式鞋墊對高弓足患者足部變形及疼痛之療效》

依據研究論文《模組墊片式鞋墊對高弓足患者足部變形及疼痛之療效》，針對高弓足合併足底疼痛患者，利用模組墊片式鞋墊介入治療，評估治療前後的疼痛及足部變形改善情形，結論是模組墊片式鞋墊（圖12-3）對高弓足合併足底疼痛患者，在疼痛及足部變形具有改善的效果。

此方法可使受測者覺得足弓部份有支撐到、後跟疼痛有改善、足部較不易疲勞。足弓指數之改變機轉可能和足弓墊支撐後一段時間，足部韌帶長度會有因應之改變，致使足弓結構有些調整。

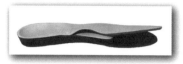

圖 12-3
模組墊片式鞋墊,對高弓足合併足底疼痛患者有改善的效果。

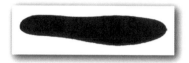

圖 12-4
高密度 PU 發泡鞋墊,讓腳穩定走路,同時改善疼痛。

　　日前在醫院研究鞋墊對高弓足足部疼痛的研究計劃有一個很重要的發現,那就是研究中的對照組故意使用沒有足弓設計、平的鞋墊(圖 12-4)做比較,本來以為它對足部疼痛不會有貢獻,後來居然有好幾個人反應腳痛也獲得改善。

　　探究其原因為鞋墊雖然沒足弓設計,但因我們將個案鞋子內軟的舊鞋墊換成高密度的發泡材料,結果卻讓腳產生穩定的走路動作,同時改善了足部疼痛的問題。顯見高密度發泡材質對於蹠底疼痛的個案具有正面的效益。

　　由此範例可以發現,同樣的腳與鞋子,只要更換對的、適合自己的鞋墊就會有明顯的幫助!

生活化自療運動

　　如果能居家每天早晚各 15 分鐘做下列運動項目,有機會促進健康的效益。

　　①深層肌肉按摩:運用半圓拉筋器做腳底筋膜的按摩。

　　②主動伸展:運用半圓拉筋器做主動式的下肢伸展。

　　③健康走路運動:執行有氧的走路運動。

如何預防扁平足、足踝的穩定很重要

03

　　由於肥胖、懷孕、老化或腳底肌力衰減等原因，造成內側足弓的結構坍塌，使足底弧度變平，呈現扁平的外觀而被稱為扁平足。

　　可運用人體功能暨力學原理製作矯正鞋墊，讓腳底產生適度的支撐。腳部肌力訓練課程，增加足部肌力及足踝控制。

扁平足有辦法矯正嗎？

　　小玉媽媽專程由新竹帶著八歲的女兒來台北評估扁平足的困擾，媽媽說，小玉因容易跌倒及扁平足疼痛而到復健科就診，結果醫生建議做矯正鞋墊的處置，媽媽也花了很多心血去找鞋子來放厚厚的矯正鞋墊，結果半年下來，扁平足外觀改善的效益似乎不明確，擔心後續該如何處置？

　　經評估後發現小玉的腳屬於外觀的柔軟型扁平，只要讓她的腳踮高就呈現完整的足弓，腳放下後因腳踝的韌帶太鬆而呈現扁平的外觀，加上小玉下肢肌力較弱，小腿肌肉已開始出現緊繃的現象。

扁平足臨床特徵

　　扁平足分為兩類，一個是僵硬性扁平足，另一個是柔軟性扁平足。經過足型量測或目測為扁平足（圖 12-5），

接著讓雙腳做踮腳尖的動作，然後由足底目視腳底是否產生完整且平順的內側縱弓即為柔軟性扁平足（圖12-6）。如果是呈現平整的腳底板（圖12-7），則為僵硬型扁平足。

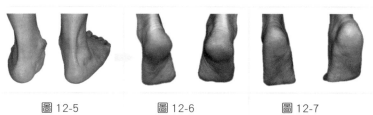

圖 12-5
扁平足

圖 12-6
柔軟型扁平足

圖 12-7
僵硬型扁平足

足底筋膜是位於腳底寬帶狀的扇狀筋膜組織，前方附著於五個蹠骨頭上，後方附著在腳跟骨的內側而穿過足底表面。平常走路或跑步時，足部承受全身重量時，這片扇形組織因而被伸張（圖12-8），做為足弓良好的支撐，提供適當的緩衝＆彈性作用，並吸收地面的反作用力。

由於肥胖、懷孕、老化或腳底肌力衰減等原因，造成內側足弓的結構坍塌，使足底弧度變平，呈現扁平的外觀而被稱為扁平足（圖12-9）；扁平足患者並不會立即感到不舒服，甚至有些人從未感到不適。然而，當症狀及疼痛出現時，患者行走會變得笨拙且造成足部及小腿肌肉病變增加。患者於行走時會由於過度旋前運動，使足底壓力產生異常，容易導致拇趾外翻、蹠底筋膜炎、腳踝扭傷等症狀，並進一步可能會往上影響到骨盆與脊椎而產生歪斜的體態。

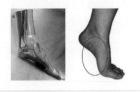

圖 12-8
足底筋膜撐起的內側縱弓，
做為足弓良好的支撐。

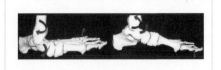

圖 12-9
過度旋前運動，使足底弧度變平，
呈現扁平的外觀。

使用矯正鞋墊是否能矯正扁平足

經常遇到父母親因擔心小朋友扁平足，影響到體態正常的發育，期望用矯正鞋墊來改善問題。那麼，小朋友扁平足是否可以用矯正鞋墊做矯正？參考之前研究的論文發現，如果是僵硬型的扁平足，不可能靠矯正鞋墊來矯正扁平足；如果是柔軟性扁平，矯正鞋墊加上足部運動訓練就有機會矯正扁平的外觀；但是，如果腳底的肌群缺乏力量，移除矯正鞋墊之後，腳還是可能呈現扁平的外觀。

引用論文——
《不同硬度足弓墊對足部壓力之影響》

參考《不同硬度足弓墊對足部壓力之影響》之研究發現，足弓墊可以有效減輕後足最大壓力、第五蹠骨區域平均壓力；證實硬式足弓墊也較軟式足弓墊有效地提升後足平均接觸面積。選用硬的材質有利於控制足部運動、改善平衡；但不建議用於快跑、打籃球等具有速度的運動。

處置建議方式：

小孩在 2 歲以前，因為足底脂肪的關係，外觀都是扁平足；3 歲以前的扁平足可能是正常的，要是 5 歲以後足弓還是沒出現，這可能就是扁平足。扁平足不是病，只要小孩不痛，能正常的走動就不須作治療。要是沒長出足弓來，而且走起路來會痛，那就須要就醫作檢查。

其建議處置有以下兩種方式：

①輔具處置：運用人體功能暨力學原理製作矯正鞋墊，讓腳底產生適度的支撐；也可運用吸震材質加入鞋內，減少走路對身體的衝擊力。

②運動處置：腳部肌力訓練課程，每次 30 分鐘，增加足部肌力及足踝控制能力

引用論文──
《模組墊片式鞋墊與足部運動對發展遲緩幼兒足部變形之療效》

參考研究論文《模組墊片式鞋墊與足部運動對發展遲緩幼兒足部變形之療效》，針對發展遲緩的幼兒患者，對其足部變形與疼痛應早期評估與建議，適時使用模組墊片式鞋墊與足部復健運動，可以協助患者改善其足部變形與疼痛，提升生活品質。

早療中心的腳部肌力訓練課程每次 30 分鐘，主要運動項目為：

①雙腳同時踮腳尖，持續 3 ～ 5 分鐘 ── 增加足部肌力。

②踮腳尖走 3 公尺遠，來回 5 趟 —— 增加足部肌力。

③雙腳連續向上跳躍 10 次——增加下肢肌力。

④平衡板左右搖 20 次，前後搖 20 次——增加踝部控制
　能力。

⑤走上下斜坡 —— 增加足底肌力。

自療運動處置方式

居家每天自己做下列運動項目——

①彈力帶運動：蹠屈 20 次，每次停留 15 秒；背屈 20
　次每次停留 15 秒（圖 12-10）。

②上坡運動：逆向赤腳爬溜滑梯。

③單腳站立：另一腳踩在足球上維持 3 分鐘。

④踮腳運動：用腳跟於發泡地板走 5 分鐘（圖 12-11）。

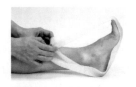

圖 12-10
彈力帶運動，利用蹠屈及背屈動作。

圖 12-11
踮腳運動，用腳跟於發泡地板走
5 分鐘。

中風復健的關鍵：
站立平衡、選對矯正鞋墊

04

中風是全球主要死因之一，在台灣是第四大死因。

腦中風會造成肢體無力，無法完全自主地控制肢體運動，對於走路功能的喪失造成很大的影響。能夠恢復獨立而自在的走路功能，是中風患者認為最重要的復健項目之一。

預防跌倒，訓練站立姿勢平衡

足部在人體是最為複雜的結構設計。由於足部需承受身體全身的重量且日常生活多需行走活動，因此足部對於人活動的重要性是無庸置疑。足部結構不正常、骨頭和肌肉、韌帶間的不平衡，或是部分功能的不正常，都會引起相關的足部症狀。

老化經常會伴隨皮膚及壓力感受度的降低，尤其在足底表面，因此容易削弱平衡控制並且增加跌倒或足部不穩定的危險。欲保持穩定的站立平衡，透過足部建立的身體的重心必須被確定在穩定位置。除了神經感受影響之外，老年族群的肌肉相對有較不穩定的趨勢，雖然足弓墊對於扁平足具有減輕足部疼痛與動作控制的效果。一般給予客製化鞋墊，藉由與足底全面接觸，達到減壓及減緩疼痛的作用，但對於平衡的提升，是否能達到促進平衡效益，特

別是針對老年族群，是值得努力的目標。

「姿勢控制」這個詞彙被廣泛地用於姿勢定向、姿勢穩定與平衡。姿勢的控制（平衡）是一個複雜機制，需要肌肉骨骼系統與神經系統互動合作。肌肉骨骼系統包括：關節活動、脊柱柔軟度、肌肉力量及身體各部位生物力學的結合。神經系統成分包括：動作處理（神經肌肉反應機制）；感覺處理（視覺、前庭、本體感覺系統）；高階統合處理（預期性和調整性姿勢控制）。

參考以下足部輔具——功能鞋墊的研究論文證明，運用鞋墊的技術，可以有效改善扁平足、中風及老人的平衡與走路能力。

引用論文——
《足弓墊於老年人站立平衡之效應研究》

參考《足弓墊於老年人站立平衡之效應研究》發現，老化經常會伴隨皮膚及壓力感受度的降低，尤其在足底表面，因此容易削弱平衡控制並且增加跌倒或足部不穩定的危險。應用足弓支撐及足後跟杯墊形狀設計的鞋墊，使腳底增加接觸面積、穩定足踝；分析比較平衡穩定度指標，結果顯示，客製化足弓鞋墊輔具對於老年人有改善站立平衡、降低跌倒風險的效果。同時，於「鞋墊對中風患者步態之療效評估」中發現，足弓支撐及外側楔型墊，能讓患側腳壓力能平均分布，中足接地增加，有效增加偏癱患者其站立與行走時患側腳承重，降低雙足承重的差異，改善其行進中心線，亦增加姿勢的對稱性，行走能力具有改善功能。

本研究發現，針對站立不平衡風險的老年人，使用客製化鞋墊後，運用足弓墊與足底全面接觸，達到減壓及減緩疼痛的作用，發現可以提升站立平衡的能力。

引用論文──
《足弓支撐及外側楔型鞋墊對中風患者步態之療效評估》

近幾年來，台灣的老年人口已經大幅成長，伴隨而來的則是各種慢性病例的增加，這其中又以腦中風所造成的傷害最為嚴重也最受到重視。中風是全球主要死因之一，在台灣是第四大死因。

腦中風會造成肢體無力，無法完全自主地控制肢體運動，對於走路功能的喪失造成很大的影響。能夠恢復獨立而自在的走路功能，是中風患者認為最重要的復健項目之一，也是許多臨床工作者致力研究的主要課題。

本計劃運用矯正鞋墊來改善健側後足腳跟的壓力，及患側下肢後足腳跟與前足區域的壓力分佈為改善中風垂足的重點。由於中風病患的患側下肢肌肉張力較緊繃而易生厚繭，因而本研究計劃使用半軟硬調整型鞋墊加上足弓支撐墊片及 5 度角外側楔型鞋墊，來有效增加偏癱患者其站立與行走時患側腳承重，降低雙足承重的差異，改善其行進中心線，暨增加姿勢的對稱性。

本研究的實驗組利用具有吸震能力及支撐性的半軟硬調整型鞋墊（圖 12-12），於健側加上 5 度角硬質發泡外側

楔型鞋墊（圖12-13），同時於患側另加上具彈性及支撐性的足弓支撐墊片（圖12-14）。由研究發現在量測靜態足底壓力測試時，因個案須單腳承重，易造成緊張，使他患側腳張力增加，容易造成外測源壓力增加。

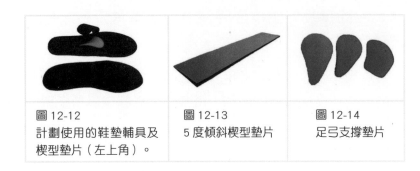

圖 12-12
計劃使用的鞋墊輔具及
楔型墊片（左上角）。

圖 12-13
5 度傾斜楔型墊片

圖 12-14
足弓支撐墊片

中風病人的患側受力少，常有過度旋後（Supination）動作、爪型足及抓地動作，MP5 及中足外側常有峰壓，重心常常偏向正常那側，大拇指有峰壓，支撐代償穩定性。

實驗組受測者經輔具矯正後，患側腳壓力能平均分布，中足接地增加，有效增加偏癱患者其站立與行走時患側腳承重，降低雙足承重的差異，改善其行進中心線，及增加姿勢的對稱性。控制組經評估無明顯上述改善的效益。

國家圖書館出版品預行編目 (CIP) 資料

走對路少生病：關節、筋膜大小毛病無障礙 / 羅明哲作.
-- 第一版. -- 臺北市：博思智庫，民107.08 面；公分. --
(美好生活；27)
ISBN 978-986-96296-4-5(平裝)

1. 運動健康 2. 健行

411.712   107010805

美好生活　27

走對路少生病
關節、筋膜大小毛病無障礙

作　　者｜羅明哲
專案經理｜梁世珍
企劃編輯｜陳春玲
課程教練｜余佩樺
推廣企劃｜陳嘉樺

執行編輯｜吳翔逸
編輯協力｜李海榕
美術設計｜蔡雅芬

發 行 人｜黃輝煌
社　　長｜蕭艷秋
財務顧問｜蕭聰傑
出 版 者｜博思智庫股份有限公司
地　　址｜104 台北市中山區松江路 206 號 14 樓之 4
電　　話｜(02) 25623277
傳　　真｜(02) 25632892

總 代 理｜聯合發行股份有限公司
電　　話｜(02)29178022
傳　　真｜(02)29156275

印　　製｜永光彩色印刷股份有限公司
定　　價｜350 元
第一版第一刷 中華民國 107 年 08 月

ISBN 978-986-96296-4-5
© 2018 Broad Think Tank Print in Taiwan

博思智庫股份有限公司

博思智庫粉絲團　Facebook.com/broadthinktank

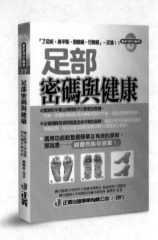

足部密碼與健康 ▲
定價 ◎ 350 元

只要正確選鞋、穿鞋及走路，就可以「身平衡、脫痠痛、行無礙」！

雙腳的平衡出現問題不只影響到身體，也進一步會影響到肌肉及骨骼系統的平衡，並造成身體的痠痛！

正確選鞋及穿鞋是全身平衡的基硬，經由步態的訓練及正確的走路，可以促進走路的姿勢年輕 10 歲及走出健康！

選用功能鞋墊最簡單且有效的原則，那就是腳會告訴你答案！

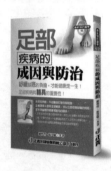

足部疾病的成因與防治 ▲
定價 ◎ 200 元

舒緩腳底的負擔，才能健康走一生！
選擇好鞋及鞋墊是將腳的功能發揮到極致的健康基本。

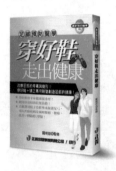

穿好鞋走出健康 ▲
定價 ◎ 230 元

改善足部的疼痛與變形！
穿好鞋＋矯正專用鞋墊創造足部的健康！
對身體來說，不合腳的鞋子是凶器，不要輕忽鞋子的作用。

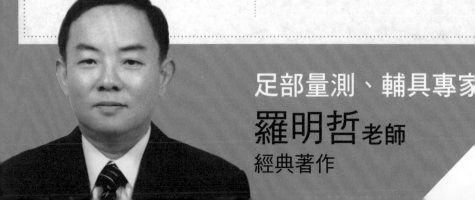

足部量測、輔具專家
羅明哲 老師
經典著作

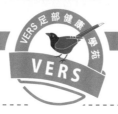

足部生活化
自療運動課程
◆ 基礎班 ◆

3週

足部健康學苑顧問團隊為您量身打造
改變運動習慣

A班 週一下午14:00-16:00 | 保證開班
B班 週五晚上19:00-21:00 | 8人以上開班
C班 週六早上09:00-11:00 | 8人以上開班

【課程特色】
1. 提供個人的運動目標、生活化運動處方、健康處置建議
2. 執行過程由健康教練，協助學員執行養成規律運動的習慣
3. 針對執行運動有障礙的人，另提供特價的進階團練課程或一對一專業服務做輔助，以克服身體不適產生的障礙

【課程內容】

階段性的改變	操作課程內容	講師
Ⅰ.改善選鞋穿鞋與走路習慣	體適能前測、足部評估	羅明哲足部專家
Ⅱ.動作覺察與學習伸展按摩	肌肉骨骼與體態評估	余佩樺教練
Ⅲ.開始執行健康體適能運動	有氧與阻力運動訓練	方進隆體育教授
Ⅳ.開始養成規律的運動習慣	平衡訓練與體適能後測	羅明哲足部專家

【團隊顧問】
醫師、運動生理學教授、足部量測與輔具專家、物理治療師、職能治療師、動作覺察教練

報名專線:(02)2715-0708

【A班】週一下午14:00-16:00 保證開班

【B班】週五晚上19:00-21:00 (8人以上開班)

【C班】週六早上09:00-11:00 (8人以上開班)

【地點】VERS足部健康學苑 台北市南京東路四段197號11樓之1

【名額】限額15人，額滿即停止報名 　　【資格】具備獨立行走能力者

FB粉絲專頁

學苑官網

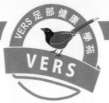

VERS

足部健康管理
基礎班

平日班
14:00-17:00
假日班
09:30-12:30

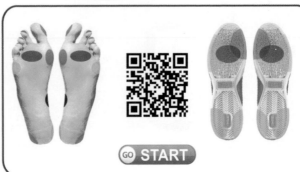

GO START

【足部健康管理基礎班--課程簡介】

【名稱】足部評估(基礎班)

【內容】1.足部解剖與生物力學 2.足部密碼 3.了足疾 4.足壓量測

【效益】1.由基礎的足部解剖、步態、常見足部疾病，了解足部與健康的關聯
　　　　2.由足型、足壓、腳長繭與鞋子磨損部位，探索腳與健康的關聯

【名稱】輔具處置(基礎班)

【內容】1.選鞋穿鞋 2.功能鞋墊選用 3.S/P腳型 4.加工與服務

【效益】1.學習如何藉由正確選鞋、穿鞋與選用輔具來促進健康
　　　　2.學習如何運用S/P腳型的理論執行輔具的服務

報名專線:(02)2715-0708

【日期】平日班(五)、假日班(六)

【時間】平日班14:00-17:00、假日班09:30-12:30

【地點】VERS足部健康學苑
　　　　台北市南京東路四段197號11樓之1

學苑官網　　FB粉絲專頁